やせれば
本当に幸せに
なれるの?

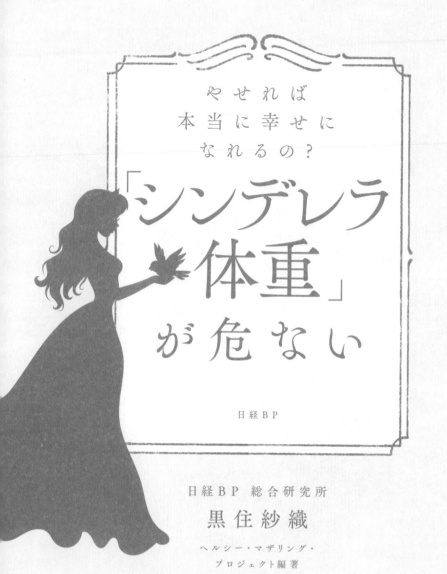

「シンデレラ体重」が危ない

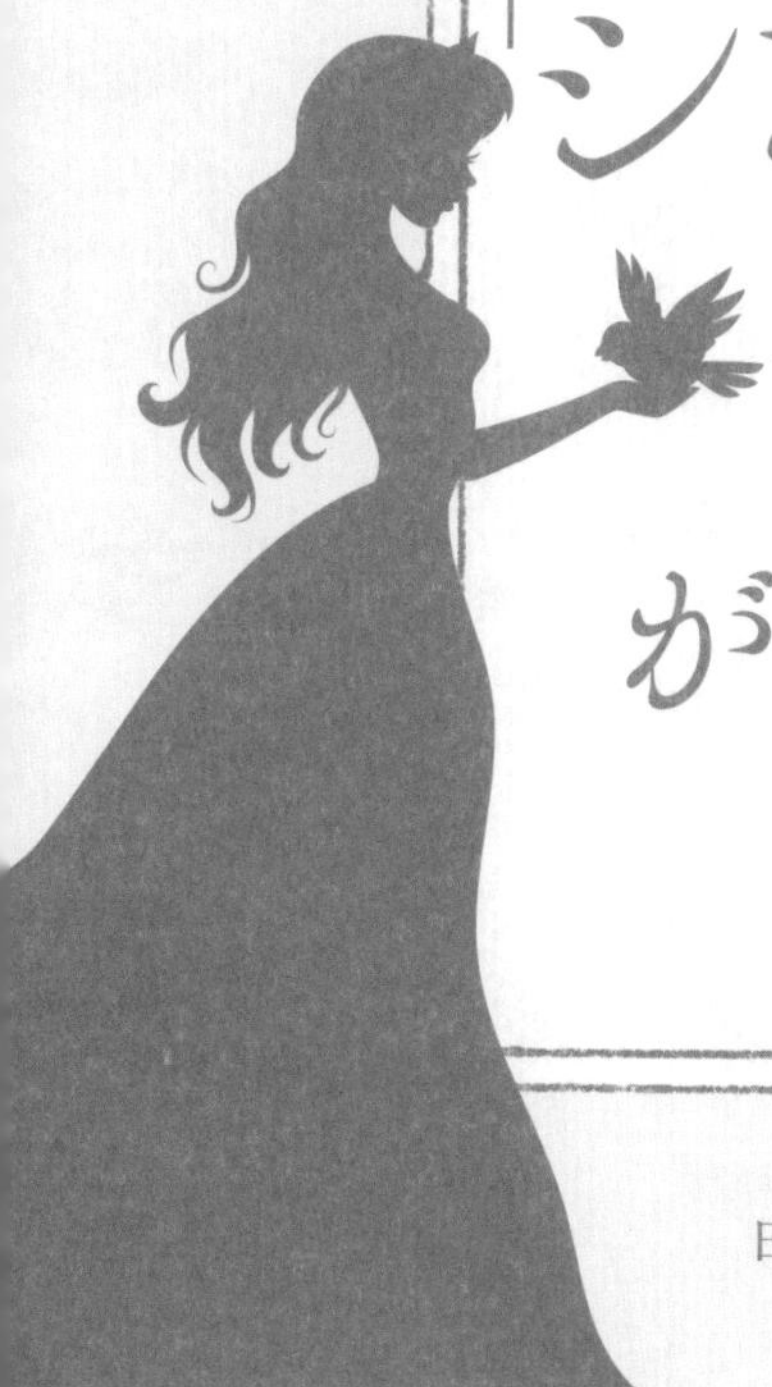

日経BP

日経BP 総合研究所
黒住紗織
ヘルシー・マザリング・
プロジェクト編著

やせれば本当に幸せになれるの？
「シンデレラ体重」が危ない

はじめに　日本の未来を守る基盤は、女性たちの「健康」にある

「シンデレラ体重」という言葉を聞いたことがあるだろうか？

これは、2016年ごろから女子高生を中心にSNSで盛んに発信されたワードで、若い女性たちにとって理想の体形を象徴する言葉として、今も頻繁に使われている。**お伽噺《とぎばなし》のあこがれのヒロインのようになりたいという女性たちの願望、それがシンデレラ体重だ。**

ネットを探るとシンデレラ体重の名前の由来は、

「ガラスの靴を履いても割れないほどの体重」

「細身の王子様が抱きかかえられる体重」

「お伽噺でしかあり得ない体重」

など諸説あり、シンデレラ体重の別名は「モデル体重」ともいう。

「シンデレラ体重まであと3キロ」などと、この体形を目指して涙ぐましいダイエットをしている女性たちのコメントが多く見られるのだが、若い女性たちの「きれいになりたい」という気持ちを「お

伽噺のあこがれのヒロイン」と結びつけた名称で、無理なやせに導くような情報発信が多数あること自体、やせを取りまく日本社会の病巣が深いことを物語っている。

本題に入る前に、本書のテーマとなっている「やせ」について触れておきたい。「やせ」の判定基準にはいろいろあるが、健康診断などでよく目にするのが「体格指数ＢＭＩ＝Body Mass Index」だ。

ＢＭＩの計算式は世界共通で、

体重（kg）÷身長（m）÷身長（m）

で計算する。このＢＭＩを基に、やせているか、肥満か、標準体重かを判断するのが一般的だが、その基準は国によって異なっている。日本での肥満ややせの評価は、日本肥満学会が定めた基準を採用することが多く、それによると、

ＢＭＩ18・5未満……………やせ（低体重）
ＢＭＩ18・5以上25未満………普通体重
ＢＭＩ25以上30未満…………肥満（1度）
ＢＭＩ30以上35未満…………肥満（2度）
ＢＭＩ35以上40未満…………肥満（3度）
ＢＭＩ40以上……………………肥満（4度）

となる。

ちなみに、日本肥満学会は最も病気になりにくい医学的に根拠のある数値としてＢＭＩ22を「標準

体重（理想体重）」としている。一方「やせ」と定義されるＢＭＩ18・５未満は、体調不良や病気のリスクが高まる体格として注意が必要なゾーンといわれる。

さて、「シンデレラ体重」に話を戻すと、若い女性たちにとってあこがれの体重である「シンデレラ体重」の計算法は一般に、

身長（ｍ）×身長（ｍ）×20×０・９

で算出される。例えば、身長１６０㎝の女性なら、約46㎏が目指すべき「シンデレラ体重」ということになる。

これをＢＭＩで計算してみると、彼女たちが「ＢＭＩ18を目指している」ことがわかる。そして、「シンデレラ体重」（ＢＭＩ18）は、「やせ」と判断される基準のＢＭＩ18・５よりもやせた体形だということだ。

「やせていることの何が悪いの？　太っていないのだから健康にもいいはずでしょう？」――。そう思う人も少なくないだろう。

確かに肥満は糖尿病や高血圧、動脈硬化など生活習慣病の温床になることはよく知られており、特に先進国では肥満を減らすことが重要な医療政策にもなってきた。しかし近年になって、やせ過ぎていることも肥満と同じくらい健康に悪いことが新たな事実としてわかってきている。

実際、シンデレラ体重の女性を目の前で見ると、「腕も脚も細く、かなりやせた女性」という印象を抱かざるを得ない。冷静に考えれば、「シンデレラ体重」の女性たちは不健康な状態である可能性が高

いことがおわかりいただけるだろう。

日本では、若い女性、特に20代の女性のうち、約5人に1人（約20％）が、BMI18・5未満のやせ、つまりシンデレラ体重である。この割合は決して普通のことではなく、世界中を見渡しても異常に高い数値だ。先進国の中で成人女性に占める割合は、日本が最も高い。

*

まだまだ先の人生が長い年齢で、女性たちが不健康でいること自体が見過ごせない問題点だが、もう一つ、まだあまり知られていない重要な問題がある。

それは、無理をしてやせていることの影響が、彼女たちの健康問題だけにとどまらず、子や孫など次世代の「不健康」にもつながり、「日本全体の健康問題」の起点にもなっていることだ。


まずは、やせていることが健康に与える影響の象徴的な事例として、2000年以降、日本人の成人時の身長が低下しているという事実をご紹介したい。

食生活が豊かになった日本では当然、身長は伸び続けていると思うだろう。だが事実は違う。1980年以降に生まれた人たちが20歳になったときの身長は、その前の世代に比べて低下しているのだ。

詳細は第2章に譲るが、この身長低下の一因は、やせた妊婦、つまり〝シンデレラ妊婦〟だと指摘されている。やせた妊婦からは体重の軽い「低出生体重児」が生まれやすく、小さく生まれた赤ちゃんは、成人になったとき身長も低めであること、また、生活習慣病などのリスクが高くなることなどが、次々と明らかになっているのだ。

さらに、妊娠する前の女性たちの体重や栄養の状態が、生まれてくる赤ちゃんに影響することもわかってきている。つまり、これから妊娠をしたいと思っている女性にとっては、赤ちゃんのための栄養ケアは妊娠してから始めたのでは遅く、妊娠前から＝「マイナス1歳から」のケアが重要ということになる。

これからの日本の社会を担う若い女性たちがシンデレラ体重を目指していることの影響は大きく、そして遠く未来にまで関わってくるのだ。

しかし、こうした事実はまだ広くは知られていないばかりか、「やせていることは健康にいいこと」という間違った認識を持つ女性たちもたくさんいる。いいことと信じて好ましくないダイエットや健康行動を取っている人も少なくないのだ。

私たちは、「太っていないのがいいこと」→「やせているのはいいこと」との思い込みを改め、「やせている女性はキレイ」といった女性自身や社会の偏った認識を一日も早く、軌道修正する必要がある。コマーシャルやファッション雑誌に採用される女性たちの体形を「やせ過ぎていないか」という観点も入れて見直す必要があるかもしれないし、アニメやイラストの主人公のほっそりとしたスタイルが若い世代の潜在意識に与える影響を考えてみることも大切だ。

仕事をしながら、産みたい人は子どもを産み、プライベートな自分の時間も充実させる――。女性の活躍が求められている今の時代、自分のやりたいことを実現しながら長く、幸せに生きていくための基盤は、彼女たちの健康にあるといっていい。

その女性たちの健康を脅《おびや》かす根底にあるのが、「シンデレラ体重」なのだ。

本書は、「シンデレラ体重」はあこがれの対象どころか「危険な体重」であること、そして「やせ」を目指して栄養不足に陥ることの恐ろしさを、女性自身も、そして社会も正しく認識し、女性の今と、次世代の未来を危険から守りたいという願いを込めて企画した。

若い女性に栄養をとらないことの悪影響を知ってもらい、正しく行動してもらうためのプロジェクト「ヘルシー・マザリング・プロジェクト」スタッフが多くの専門家に取材し、『日経クロスウーマン』、『日経doors』や『日経ヘルス』などの媒体を通じて発信した記事がベースになっている。取材に協力してくださった専門家の方々、活動を支えてくれたパートナー企業にも感謝したい。

2021年9月吉日

日経BP 総合研究所（ヘルシー・マザリング・プロジェクト）

黒住紗織

やせれば本当に幸せになれるの？

「シンデレラ体重」が危ない

目次

第1章

〝栄養失調〟で〝低体温〟の日本のシンデレラたち

第2章 シンデレラの子孫は、病気のリスクが高い

第3章

現代女性がしっかりとりたい栄養素8

図版索引

【データについて】

本書で使用しているエネルギーや各栄養素の推奨量、必要量は、『日本人の食事摂取基準（2020年版）』、摂取量は、「国民健康・栄養調査（令和元年）」、各食品の栄養成分含有量は、『日本食品標準成分表 2020年版（八訂）』の数値を使用しています（特に断りのない場合）。

第1章

〝栄養失調〟で〝低体温〟の日本のシンデレラたち

1
飽食日本の20・30代女性は、〝栄養失調〟状態

世界中のおいしい食べ物が集まっていて、いつでも買える。社会的には食べられる食品を捨てる「フードロス」が問題となっている日本――。そんな飽食の国・日本で、静かに広がっているのが20・30代女性の〝栄養失調〟だ。

特にその度合いの激しいのが20代女性で、5人に1人がカロリーも栄養も足りていない状態だという。耳を疑うかもしれないが、これは特別な人のことではなく、普通に日本で暮らしている若い女性の話だ。先進国の中でもやせた女性の割合が最も高い。それが日本の現状だ。

20代女性の5人に1人は「やせ」という現実

まずは、日本の若い女性がどれだけやせているのかを見てみよう。

「はじめに」でも説明したように、やせているかどうかは、体重（kg）を身長（m）で2回割った体格指数「BMI」で算出する。そして一般に、BMI18・5未満が「やせ」と判断される。

[図1] 20代女性はやせが多い

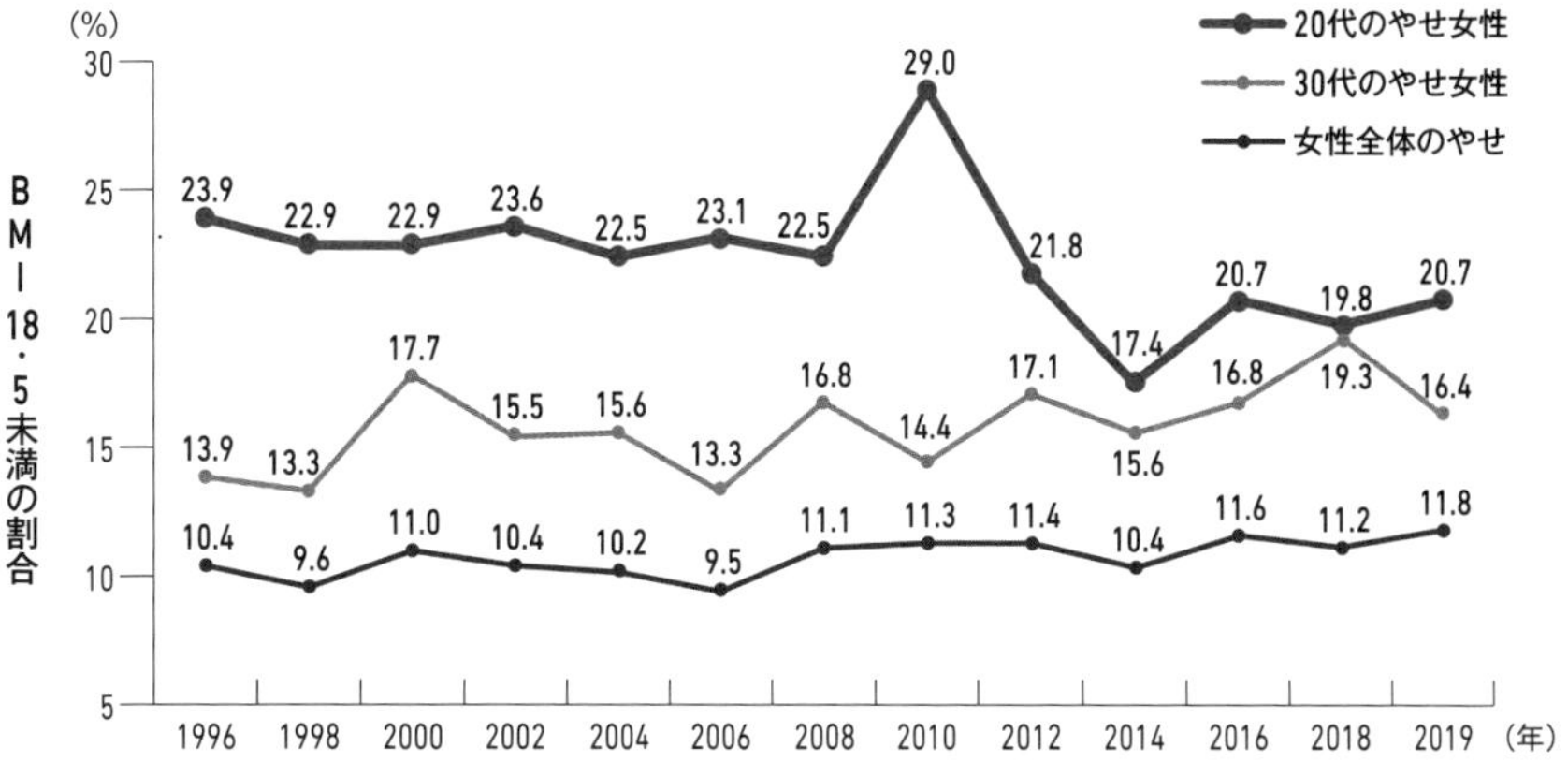

BMI18.5未満のやせた女性の割合の推移。BMI18.5未満のやせに相当する女性は20代が最も多く、20年以上前から2割前後で推移している。
(出典:「国民健康・栄養調査」)

2019年の「国民健康・栄養調査」によると、「やせ」に該当する成人女性は、全年代平均で約1割、20代の女性に限ると約2割を占める(図1)。成人女性の10人に1人、20・30代女性では5、6人に1人がやせているわけで、しかも、そんな状態がこの20年以上ずっと続いているのだ。

さらに驚くべきことに、1998年の同調査で、20代の女性はすでに細身の体形(平均BMI20・7)であるにもかかわらず、「今より4・4kgやせた体形が理想」だと答えている。「やせ」に対する強い欲求を感じさせると同時に、やせる必要がないのにやせようとしている人や、本当は太ったほうがいいのに、食事制限をするなどしてやせる努力をしている人がいかに多いかがうかがえる。

［図2］ **20代女性の摂取カロリーは年々減っている**

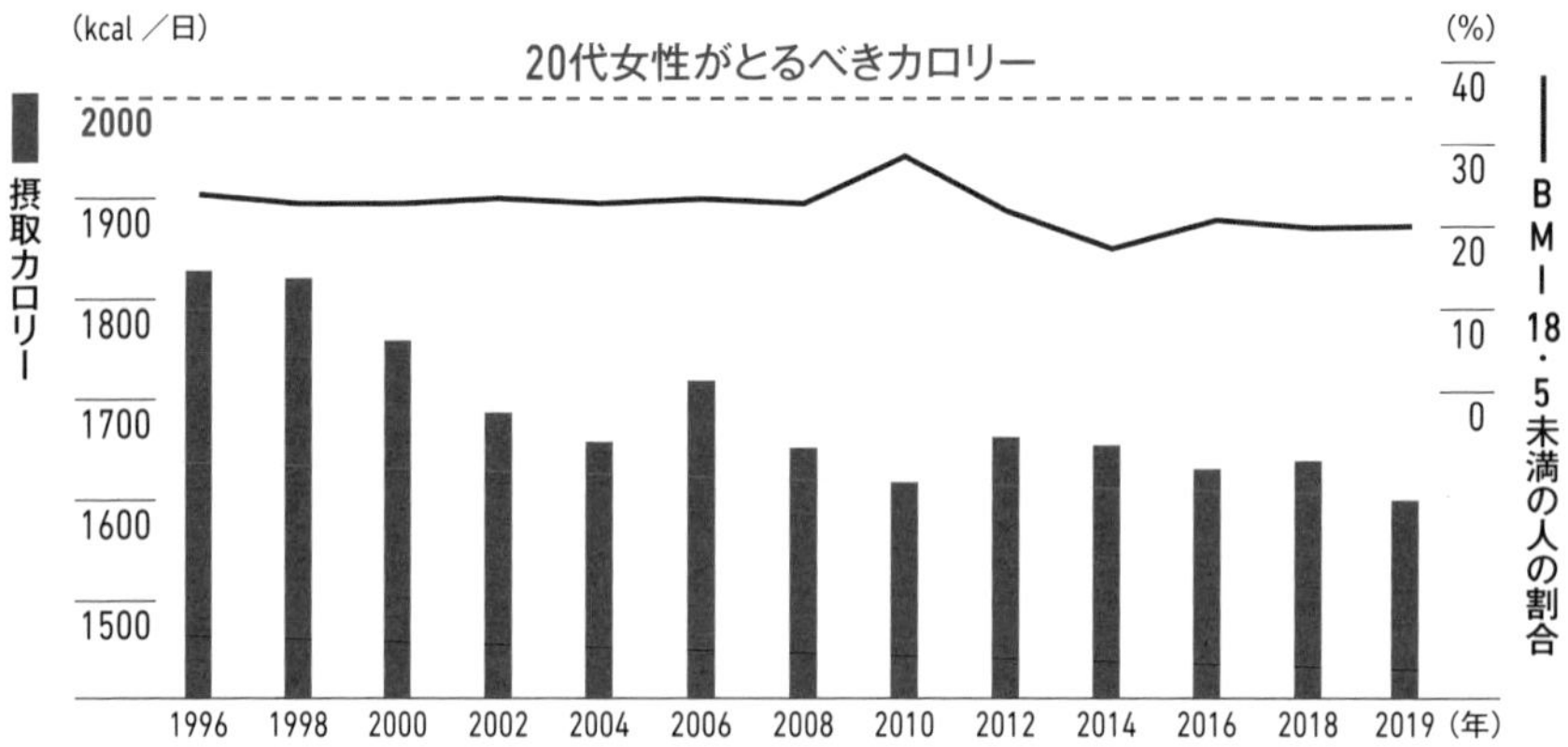

20代女性の摂取カロリーとやせの割合の変化。20代女性の1日当たりの摂取カロリーは、近年、とるべきカロリーに対して400kcalほど不足している。20代女性のやせが社会問題化し、国はBMI18.5未満を15％以下へ減らす目標を立てているが、いまだに約20％となっている。

（出典：「国民健康・栄養調査」）

20代女性の栄養状態は、８～９歳女児の必要量を下回る

なぜ、日本の若い女性たちはそんなにやせているのか。理由は簡単で、食べる量が少ないからだ。

栄養状態を知るには、摂取カロリー（エネルギー）で見るのが近道だが、働き盛りともいえる20代の日本人女性の摂取カロリーを見てみると、１９９６年には１８３６kcalだったのが、２０１９年では１６００kcalしかない。２００２年以降、彼女たちの平均摂取カロリーは、ほぼ１６００kcal台で推移しているのだ（図２）。

また『日本人の食事摂取基準（２０２０年版）』によると、身体活動レベルが「普通（Ⅱ）」の20代女性の１日の推定エネルギー必要量（とるべきカロリー量の目安）は２０００kcalなので、１６００kcalという数値は１日４００kcalも不足していることになる。８～９歳の女児の推定エネルギー必要量が１７００kcal

［図3］日本はやせた女性の割合が先進国でトップ

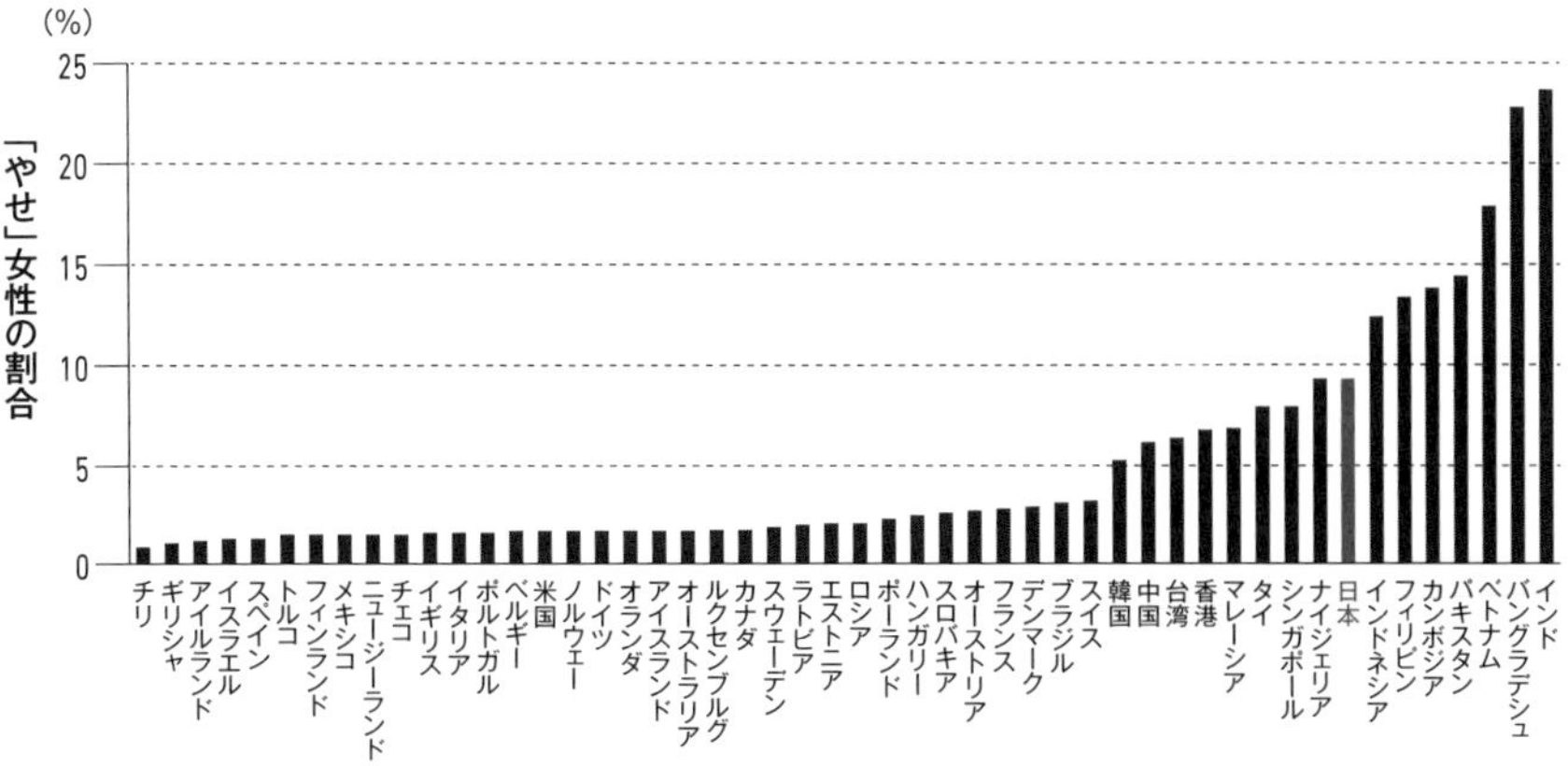

OECD加盟国、人口1億人以上の国など50カ国を対象に、成人女性の「やせ」（BMI18.5未満）の割合を比較した（2016年）。日本は9.3％で、先進国の中では最も「やせ」が多かった。
（出典：肥満研究　24(1), 16-21, 2018）

で、それをも下回っているのだから、20代女性の栄養がいかに足りていないかがわかるだろう。

先進国の中で〝栄養失調〟の女性が最も多い日本

国際的に見ても、日本人女性のやせは顕著だ。成人女性のやせの割合を国際比較したデータ（2016年）によると、BMI18・5未満の「やせ」の全女性の割合は、米国、カナダ、北欧諸国、ヨーロッパ諸国が5％以下であるのに対し、日本はその2倍にあたる10％近い数字を示している。先進国の中では日本は最上位にあり、アフリカのナイジェリアと同じ（図3）。アジア諸国と比較するとシンガポール、タイ、中国、韓国などより高く、インド、バングラデシュ、ベトナムなどよりは低いという結果だった。

海外では「やせ過ぎモデル」を法律で禁止

日本の若い女性たちの過度なやせ志向を加速させた原因はいったいどこにあるのか?

日本摂食障害学会は、2019年6月、「若い女性たちがダイエットに励み、やせに陥っているのは、メディアに登場するモデルの影響が大きい」との判断から、「やせ過ぎモデル規制」を求める声明を出すことで、その答えの一端を示した。

海外ではすでに20年以上も前から対策が講じられている。

英国では2000年に、政府、医学会、ファッション業界が共同でボディイメージに関する会議を開き、やせたモデルの登用を規制し、若い世代の誤った痩身へのあこがれを是正しようとした。

この会議は、英国の医学会が「拒食症患者の9割が女性であり、その15〜20%は20年以内に死亡する」と警告したことをきっかけに開催された。英国の保健省がファッション業界に対して不健康にやせたモデルの登用に対する自粛とモデルの体格向上を促す自主規制を要請。業界は、自主規制機関を設置し、やせ過ぎたモデルの登用を規制している。

また、2006年以降、摂食障害でスーパーモデルが死亡するという出来事が複数の国々で報告され、規制の動きは加速した。イタリア政府と業界団体は、BMI18・5以下のモデルのショーへの出演を禁止。イスラエルとフランスでは、やせ過ぎモデルを登用したモデル事務所などを罰する法律が施行されている。

2
働く女性のライフスタイルが「やせ」「栄養不足」の一因

やせた女性が増えている原因は「美意識」の問題だけではない、と話すのは、全国の働く女性の健康調査や教育・啓発を手がけている、予防医療コンサルタントで一般社団法人ラブテリ（以下ラブテリ）代表理事の細川モモさんだ。

「〝女性の社会進出〟もやせ増加の要因になっている。これは全国で働く女性約3000人に行った私たちの健康調査から見えてきたことです」（細川さん）

ラブテリでは、東京、大阪、名古屋、札幌、京都の20・30代の就業女性人口統計を基に、この5都市で健康調査を行った。その結果、次のページの図4のように、働く女性がどれだけ必要とされるカロリー（エネルギー）や栄養素がとれていないかの実態が明らかになった。必要量が満たされていたのはナトリウムだけで、それ以外の栄養素で100％満たされている栄養素はなかった。

「働く女性の平均摂取エネルギーは約1495㎉でしたが、就業時間が長くなるほどエネルギーや栄養素の摂取量が低下することがわかりました」と細川さん。

［図4］**働く女性は必要な栄養とエネルギーをとれていない**

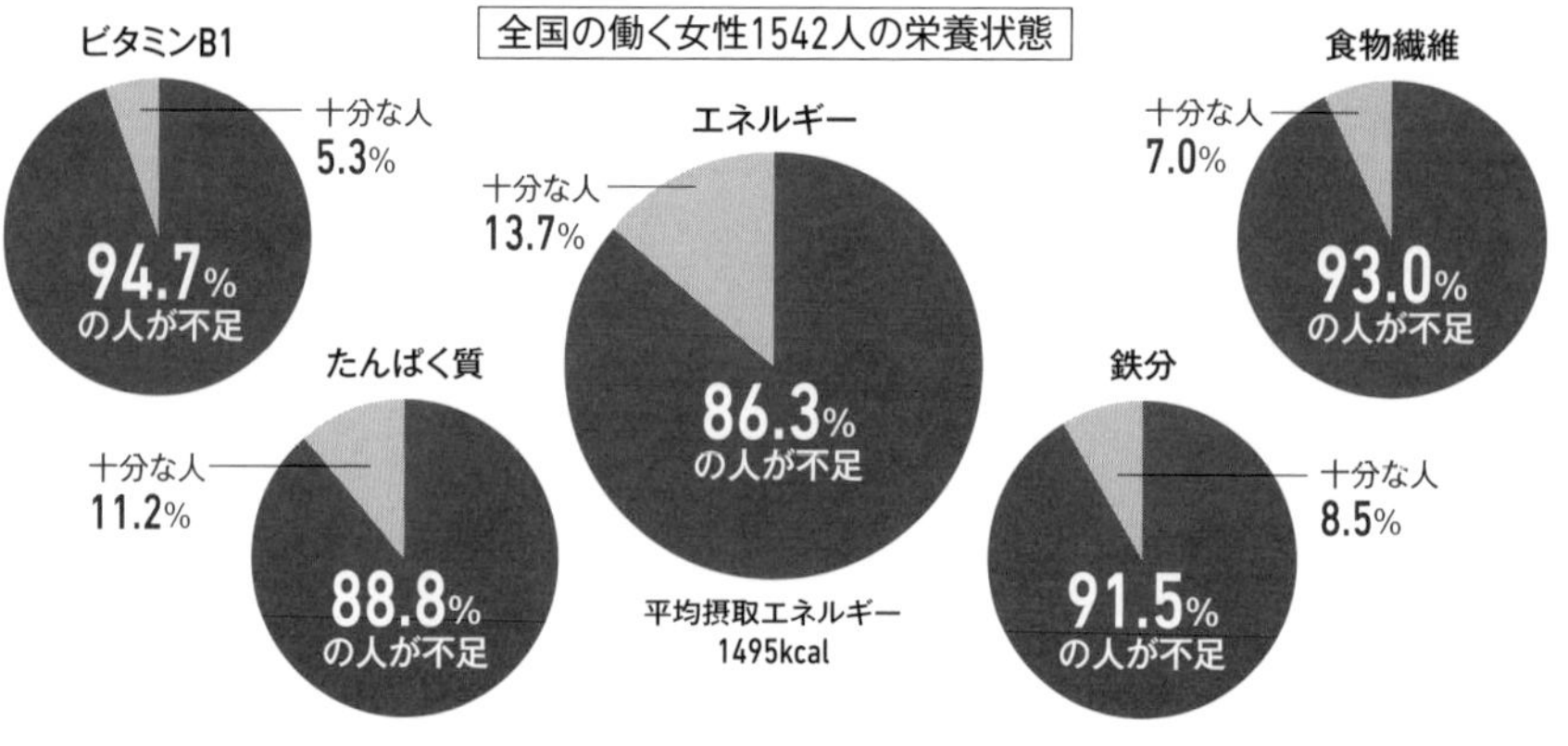

東京、大阪、名古屋、札幌、京都の20・30代の就業女性人口統計を基に、この5都市で実施したラブテリ保健室の調査結果1542人分をウエイトバックし、推定した数値。『日本人の食事摂取基準（2015年版）』の20・30代女性の推奨量（または目標量）を満たしていた人の割合。

（出典：一般社団法人ラブテリ）

「残業をすると夕食の時間が遅くなり、翌朝食欲がわかないため、朝食を抜くという悪循環に陥ります。この朝食の欠食がまず、エネルギー摂取量が低下する大きな原因と考えています。さらに、残業時間が長いほどクッキーやチョコレートなどのおやつを食べる人が多くなり、太りたくない人は、こうしたおやつだけで済ませて夕食をとらないことも少なくありません」（細川さん）

こんな食事スタイルでは、まともな食事がとれる機会はランチ1食のみになり、当然、1日にとれるカロリー（エネルギー）や栄養素は不足してしまう。しかも、前述したように、女性たちはそもそも太りたくないと思っているので、食事を減らし気味の人が多い。

そのため、忙しくて食事がとれないとしても、「食べずに済むならかえって都合がいい」などと考えがちで、不足した栄養やカロリーを積極的に補おうとはしない。

そうなると心配なのが「やせ」。そして「隠れ肥満」（正常体重肥満）だ（44ページ参照）。隠れ肥満は、栄養の偏りにより糖質や脂質の代謝がうまくいかず、筋肉量の不足により血糖値を下げにくくなるなど、見た目はスリムなのに、筋肉に比べて体脂肪が相対的に過剰になった状態をさす。この隠れ肥満がやせている女性に多いことが、細川さんたちが東京丸の内で働く女性たちに実施した健康調査「まるのうち保健室」の報告書（※1）でも指摘されている。

「やせ型や隠れ肥満の女性は、若いのにサルコペニア（筋肉減少症）やロコモティブシンドローム（運動器症候群＝骨、関節、筋肉の衰えが原因で、立つ、歩くといった機能が低下している状態をいう）に約3割が該当するなど、筋肉が年相応より老けてしまっている状態です。また、30％を超える体脂肪では、排卵に異常をきたすリスクが高まるため、基礎体温を測って無排卵にならないために気をつけることが不妊症を予防する上でも大切です」と細川さんは警鐘を鳴らす。

また、働く女性のライフスタイルの問題点として、「栄養不足」だけでなく、「睡眠不足」と「運動不足」を合わせた三大不足の現状も明らかとなっている。詳しくは、62ページからの細川さんの報告を参照のこと。

※1：「まるのうち保健室報告書 働き女子白書（2016年度版）」（三菱地所・ラブテリ）

3

女性の最低基礎体温の平均は約40年前より0・3℃低下

近年、冷えの悩みを訴える女性が増えており、「日本人女性の体温は、以前に比べて低くなっているのではないか」との指摘もあったが、そのことを調べた調査はほとんどなかった。だが、約3万3000人の女性のビッグデータ分析によって、その実情が明らかになった。

「『低体温』の定義ははっきり定められていませんが、35℃未満だと判断力が落ちたり、記憶障害の不具合が起こったりします。最近、月経不順や不妊の方々で、体温が35℃台の方が多く、『低体温の女性が増えているのでは？』という声が医療現場からよく聞こえてきましたが、これまで、現代の日本人女性の平均基礎体温を示す研究はほとんどありませんでした。ですから、ビッグデータの分析で、まずは基礎体温のデータを出したかったのです」と話すのは体温研究の分析を担当した、慶應義塾大学大学院特任准教授・博士（医学）の本田由佳さん。

基礎体温は、朝、目覚めてすぐに、寝たままの状態で舌の下に婦人体温計を入れて測る体温のこと。

月経が始まってから排卵するまでの間は「低温期」、排卵後は「高温期」になり、その差は0・3〜0・5℃とされる。

本田さんらの研究チーム（※2）は、2015年7月〜16年4月に月経管理アプリを利用し、データ利用の同意が得られた10〜50代の女性のうち、基礎体温データが9〜90日ある3万2735人を対象に分析を行った。月経管理アプリ利用者の年齢は20・30代が63・5％で、約98％が50歳未満。分析結果は、ほぼ妊娠適齢期女性の現状を反映しているといえる。

「高温期と低温期をすべて合わせて計算した基礎体温の平均は36・53℃でした。個人の中で周期的に変動する基礎体温の最低値（最低基礎体温）の平均は36・02℃で、1972年に報告された研究報告より0・32℃下がっていました。平均基礎体温を7段階に分けてみると、34・0〜35・49℃が2・0％、35・5〜35・99℃が36・8％で、36℃未満の人が全体の約39％を占めていました。平均基礎体温が35℃以下の人も44人（0・1％）いました（図5・6）」（本田さん）

※2：研究は産科婦人科舘出張 佐藤病院と順天堂大学医学部小児科、同大学院医学研究科病院管理学教室が共同で実施。解析したビッグデータは、共同研究組織のエムティーアイの月経管理アプリ「ルナルナ」提供のもの。

低体温化の背景に〝朝食抜き〟によるエネルギー不足

平均基礎体温が36℃未満という低体温気味の女性が多い背景に、朝食抜きがあるのではないかと、

[図5] 日本人女性の平均基礎体温は36.53℃

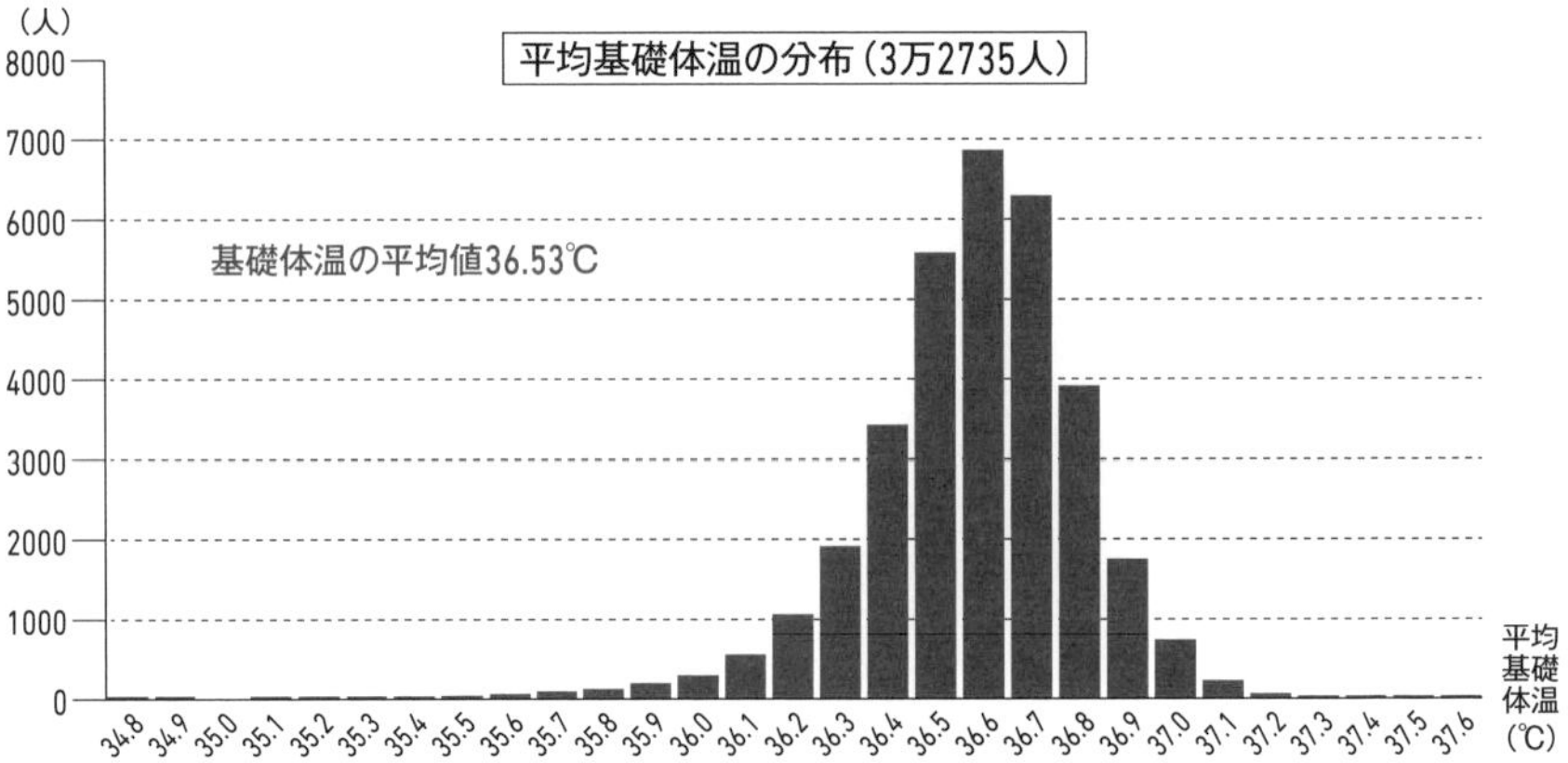

2015年7月～16年4月に月経管理アプリ「ルナルナ」を利用し、データ利活用の同意が得られた10～50代の女性のうち、基礎体温データが9～90日ある3万2735人を対象に分析を行った。体温が34℃以下、あるいは、38.1℃以上の人は除外した。月経管理アプリ利用者の年齢は20・30代が63.5％で、約98％が50歳未満。その結果、基礎体温の平均値は36.53±0.23℃だった。

(出典：Woman Conditioning Multi Support project 第18回日本抗加齢医学会総会発表資料)

[図6] 基礎体温36℃未満の人が約39％

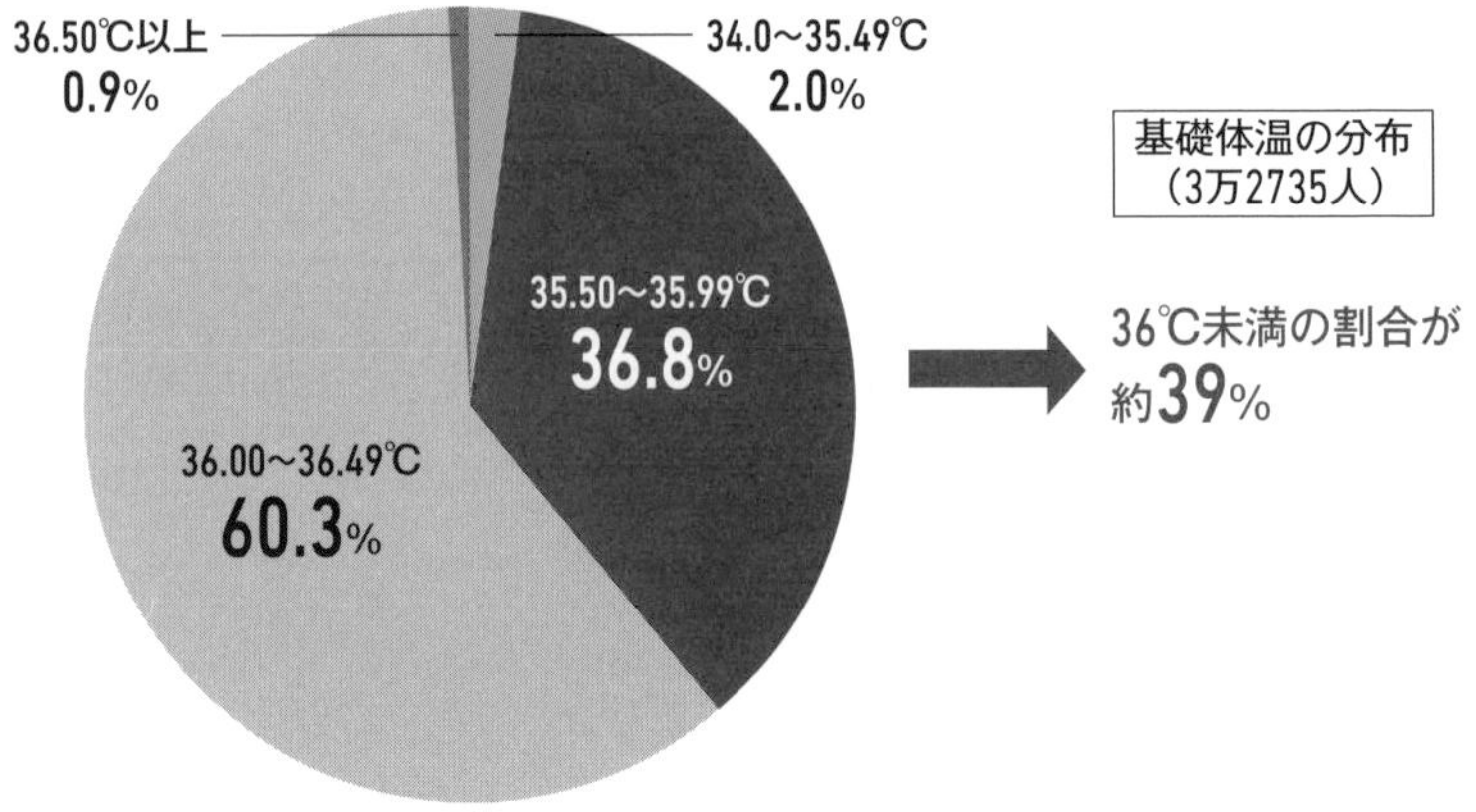

3万2735人の平均基礎体温の分布を見ると、34.0～35.49℃が2.0％、35.5～35.99℃が36.8％で、36℃未満の人が全体の約39％を占めていた。平均基礎体温が35℃以下の人は44人(0.1％)いた。

(出典：Woman Conditioning Multi Support project 第18回日本抗加齢医学会総会発表資料)

［図7］**基礎体温が高い群では朝食欠食が見られない**

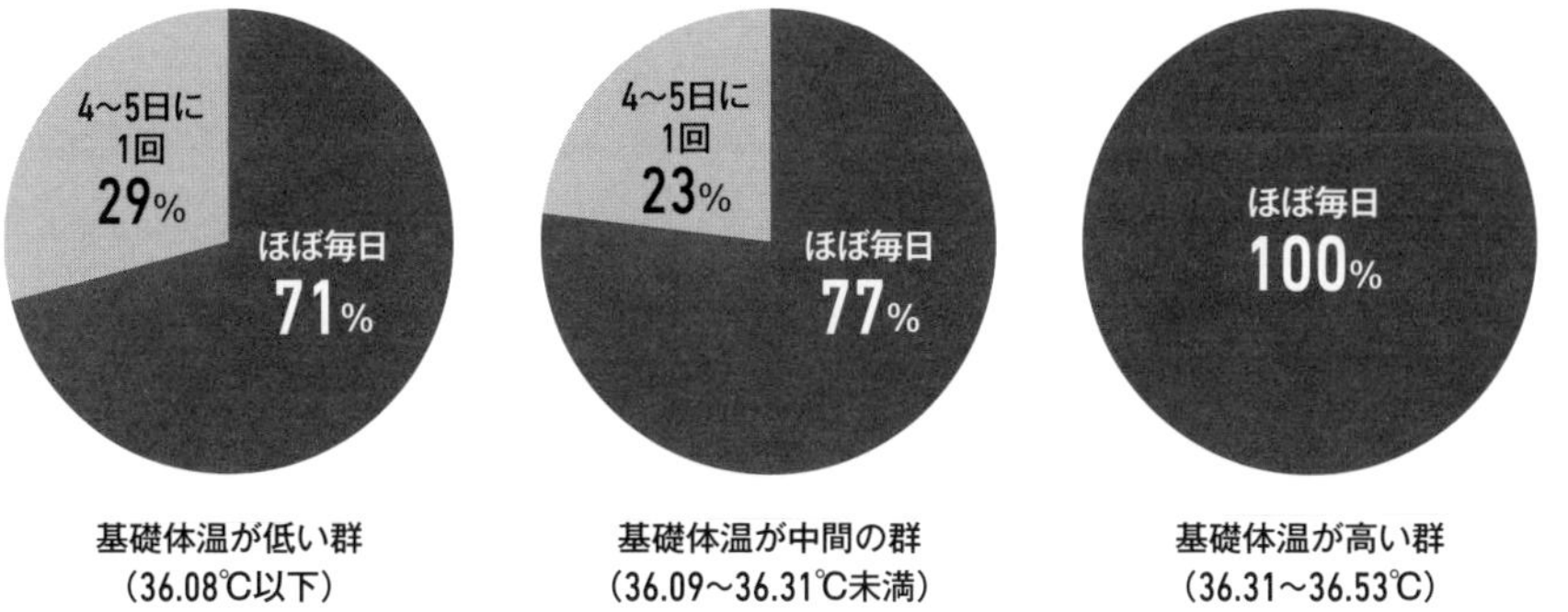

健康な女子大学生56人（平均19.8歳、平均BMI20.4）を対象に、基礎体温・体調管理アプリを使用して、3カ月間の基礎体温測定と生活習慣に関するアンケートを実施。月経開始日から10日間分（低温期）の平均基礎体温を、低、中（日本人の平均）、高の3群に分け、朝食の回数との関係を分析した結果、高体温群では朝食欠食が見られなかった。（出典：Woman Conditioning Multi Support Project「一般女性体温と食事」）

本田さんは指摘する。朝食を日常的にとっていないために、体温を上げるエネルギーと栄養が不足している可能性があるというのだ。

「東京都と神奈川県の女子大学生56人に月経から10日間、基礎体温を測定してもらい、生活習慣との関係を調べた別の調査で、基礎体温が低い群（低温期の平均36・08℃以下）で朝食を4～5日に1回以下しか食べない人が29%、日本人の平均並み群（同36・09～36・31℃）で23%。基礎体温が高めの群（同36・31～36・53℃）は全員がほぼ毎日朝食をとっていました。基礎体温が低い群ほど朝食欠食率が高かったのです（図7）」と本田さん。

ただし今回の研究では、活動量や筋肉量、やせていることといった要素は、低体温には影響していなかったという。

4
深刻化する、もう一つの大問題＝「貧血」

日本の若い女性の健康問題として、シンデレラ体重（やせ過ぎ）に次いで深刻なのは、鉄が不足して起こる鉄欠乏性貧血（以下貧血）だろう。50歳未満成人女性の22・3％（※3）、つまり約5人に1人が貧血というのだから、これは国民病といっていいレベル。だが問題は、貧血と診断されても〝ありふれた不調〟と考え、深刻に捉えていない女性がとても多いことだ。

女性は月経による出血で鉄が失われるため、そもそも貧血になりやすい。それに加えて、ダイエットなどの食事制限によって食事量が足りていない人は鉄の補給量も少なくなるため、余計に貧血になりやすい環境にあるといえる。

鉄の摂取推奨量は成人女性の場合1日10・5㎎だが（※4）、実際にとれているのは20代で6・2㎎、30代6・4㎎、40代6・7㎎。平均3～4㎎不足している（※5）。この不足割合は、ほかの栄養素に比べて特に高い。

貧血があると、疲れ、倦怠感、めまい、肩こり、頭痛、動悸《どうき》、息切れといった症状が出やすい。これらは、「つらくて寝込んでしまうほどではないけれど、いつもなんとなく具合が悪くて、爽快感がない」といった不定愁訴の代表。生活の質は大きく落ちるが、すぐに命に関わるわけではない。そのため多くの人が放置しがちだ。

「貧血は日本では軽視されていますが、諸外国では国を挙げて対策が取られているほど重要な問題です。それは貧血が及ぼす影響が体の広範囲にわたり、特にお母さんになる人が貧血だと、その赤ちゃんに影響が出る可能性が高いからです」と医療ガバナンス研究所研究員で内科医でもある山本佳奈さんは指摘する。貧血で鉄不足の女性が妊娠すると、赤ちゃんが小さく生まれたり、早産になるなどの健康リスクが高まる。だから特に妊活中の女性は妊娠前に貧血を治しておくことが重要なのだ（詳細は40ページ参照）。

※3：Int J Hematol. 2006; 84(3): 217-219.
※4：『日本人の食事摂取基準（２０２０年版）』
※5：「国民健康・栄養調査（令和元年）」

貧血は全身の酸欠状態

貧血の改善がなぜ重要なのかを、詳しく見てみよう。

貧血を一言でいうと、「体の中が酸欠に陥った状態」と言い換えることができる。

私たちが生きて活動するためにはエネルギーが必要だ。このエネルギーの材料は食事で得た「栄養素」と呼吸で得た「酸素」。これらが血液によって体の隅々に運ばれ、細胞内でエネルギーが生み出される。

酸素は赤血球に含まれるヘモグロビンというたんぱく質のおかげで全身に届けられる。

「ヘモグロビンは中に鉄を含んでいます。私たちが呼吸で得た酸素は、この鉄にくっついて全身に運ばれます。ですから、鉄が不足して赤血球が少なく、ヘモグロビン濃度が低い貧血の状態になると、十分な酸素が全身に届かなくなり、体は酸欠状態になるのです。脳が酸素不足になると頭痛やめまいが起こり、骨格筋が酸素不足になると倦怠感や脱力感が生じます。また、貧血だと動悸や息切れが起こりますが、これは、体が酸素不足を補おうとして、呼吸数や心拍数を増やすからです」（山本さん）

貧血の影響が及ぶのは体の中の臓器だけではない。細胞が酸欠になると、新陳代謝も正常に行われなくなる。

「肌の細胞の新陳代謝が悪くなると、肌がカサついたり、張りが失われたり、血色が悪くなったりします。また、毛根の細胞の新陳代謝が低下すると、髪が細くなったり、抜け毛や枝毛が増えたりします。爪も薄く、割れやすくなります」（山本さん）

「実は私自身、高校生のときに無理なダイエットをして体重が30kgを切ったことがあります。肉、魚、米を極端に減らすという食生活で、エネルギーも鉄も十分にとれていなかったことは明らか。その結果、肌はカサカサで抜け毛がひどく、目の下のクマはいくら寝ても取れませんでした。きれいになりたいと思って励んだダイエットで貧血になり、きれいとは真逆の状態に陥っていたのです」と自身の体験を山本さんは話す。

同様の失敗に陥って疲れをため込み、不調に悩みながら生活の質を落として暮らしている若い女性は少なくない。

20〜40代女性の4割以上が隠れ貧血

「隠れ貧血」についても知っておきたい。

「隠れ貧血」とは専門的にいうと、「潜在性鉄欠乏症」のこと。貧血（鉄欠乏性貧血）は、血液中のヘモグロビンの濃度でわかる（成人女性の場合12g／dl未満で貧血）のに対し、隠れ貧血はフェリチンの値で診断する。

フェリチンはたんぱく質と結合して肝臓などに蓄えられた「貯蔵鉄」の指標だ。そして、20〜40代女性の4割以上がこの「隠れ貧血」に陥っている（※6）。

「鉄が不足するとまず貯蔵鉄が使われ、それが枯渇すると血液中の鉄が減少し、貧血になります。隠れ貧血は、血液中に鉄はあるけれど、緊急時の蓄えである貯蔵鉄が不足した状態です」と西崎クリニック（東京都中央区）院長で、前・聖路加国際病院人間ドック科部長の岡田定さん。つまり、「隠れ貧血」の人は、月経時や妊娠時など血液の需要が高まる時期に貧血になりやすいため、要注意の状態ということだ。

※6：「国民健康・栄養調査（平成21年）」より、血清フェリチン15ng／ml未満の割合。日本鉄バイオサイエンス学会はフェリチンの正常域を25～250ng／ml未満、12ng／ml未満は治療対象と設定している。

貧血は妊活中・妊娠中こそ深刻な問題

こうした貧血や隠れ貧血の問題が特に深刻化するのが妊活中・妊娠中の人だ。

「妊娠すると胎児に栄養や酸素を与えるために、母体には妊娠前の30～50％増の血液が必要になり、赤血球の材料である鉄の需要も増します」（山本さん）

しかしながら、日本人の妊婦は貧血の人が多い。「妊婦の30～40％が貧血という数字がありますが、この数字は先進国の平均の18％よりも、発展途上国の平均の56％に近い数字です」と山本さん。

岡田さんによると、「フェリチンは妊娠開始時に50ng／mlあることが望ましいが、これを満たす妊婦は約2割しかいません」。約8割の人が、隠れ貧血の状態で妊娠しているということになる。

妊婦が貧血だと、赤ちゃんの発育に影響が出る。ハーバード大学の研究では、妊娠初期から中期にかけて貧血だった妊婦の赤ちゃんは、低出生体重児（出生体重2500g未満）になるリスクが1・29倍、早産になるリスクは1・21倍（※7）との報告がある。

こうした事態を避けるため、妊娠後の検査で貧血だとわかれば妊婦には鉄剤が処方される。しかし、鉄剤を飲んでも貧血はすぐには改善されない。ここが困った点だ。

「妊娠が判明するのは多くは4~7週ごろで、そこから鉄剤をのみ始めても、ヘモグロビンの値が正常化するには2~4カ月、肝臓に貯蔵されている貯蔵鉄であるフェリチンの値が正常化するには大体6カ月かかります。つまり、胎児の骨格や臓器、神経などが形成され、働き始める妊娠8~11週ごろは、まだ貧血は改善されていない状態。十分な酸素がない中で胎児の器官が形成されることになってしまうのです」(山本さん)

加えて、妊娠初期はつわりで食事の量が減るなど、鉄の摂取量も減りやすくなる。鉄剤で補おうとしても、つわりでのめない人も多い。

妊娠を機に食生活を改善する人は多いが、貧血の改善に関しては「少なくとも妊娠の6カ月前には取り組み、妊娠時には貧血が改善できている状態を目指してほしいです」と山本さんは呼びかける。岡田さんも、「妊娠してから鉄剤をのむのでは遅い。妊娠の可能性がある人はフェリチンも検査して、妊娠するまでに治しておくことが大切です」と強調する。フェリチンの検査については、140ページからの鉄の項で紹介するので参考にしてほしい。

※7:BMJ. 2013; 346: f3443.

5

栄養不足は、女性の「今」だけでなく「未来」の健康も脅かす

ここまで、「やせ」で「栄養不足」、加えて「低体温」で「貧血」という、働き盛りの20・30代の女性たちの多くが抱える体の問題点を見てきた。

では次に、やせて栄養状態がよくないことで、女性たちの現在と将来における生活や健康に、どんな影響が出てくるのかを見ていこう。

20・30代女性の多くが抱える「なんとなく不調」「美容トラブル」

健康雑誌『日経ヘルス』に寄せられる働く若い女性たちの体調の悩みは、実に多岐にわたる（図8）。特に、無理にダイエットをしたときなどに月経が不順になったり、冷え性になったり、肌が荒れてしまったという経験は、多くの女性が実感するところだ。

こうした「疲れやすい」「冷える」「肌の調子が悪い」などの「なんとなく不調」や「美容トラブル」も、実は、食べる量の不足によるやせ過ぎからくる機能低下が原因かもしれないのだ。

［図8］**若い女性たちに多い体調の悩み**

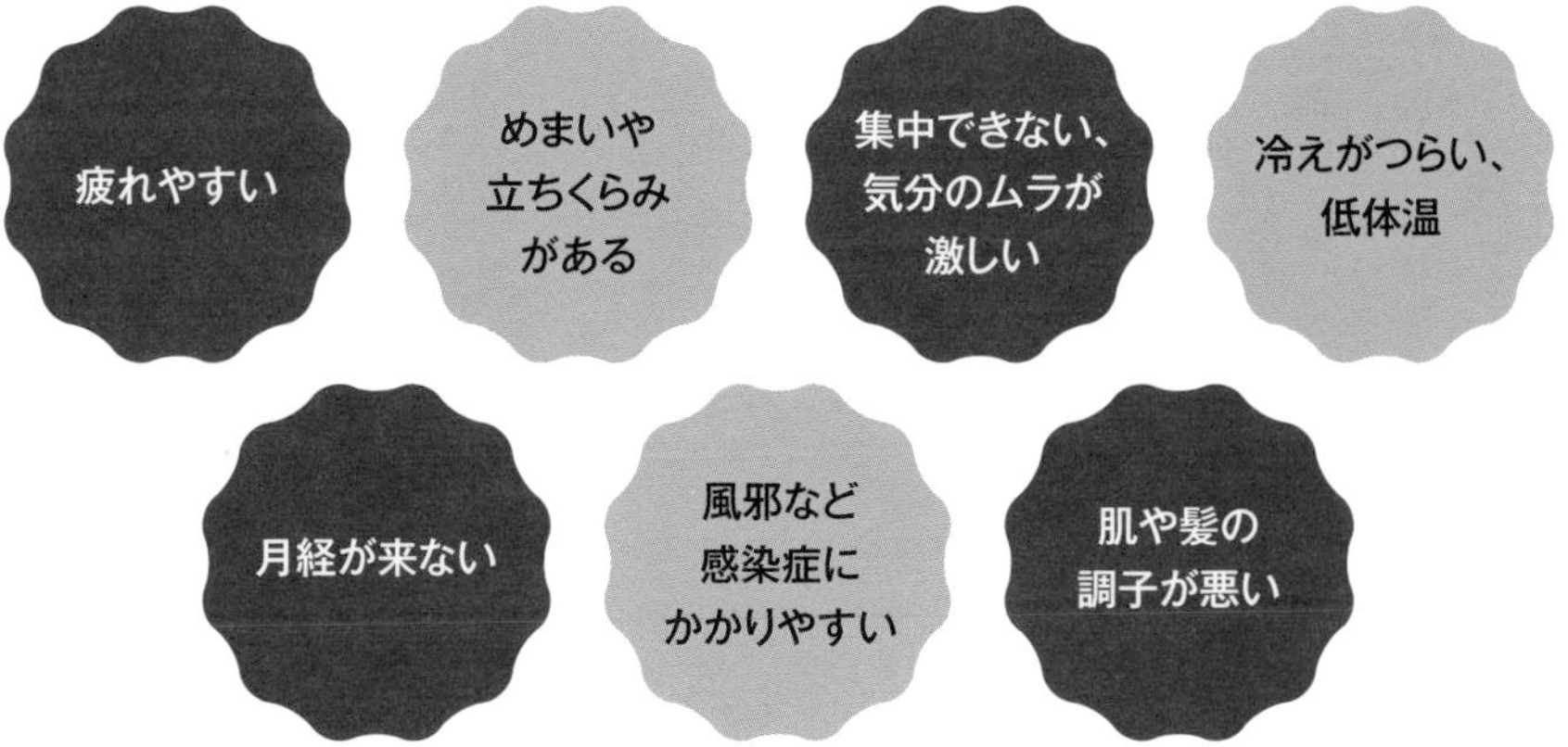

仕事や子育てで忙しいせいだと思っていた不調は、エネルギー不足によって起こっている可能性も。低栄養状態だと感染症にもかかりやすいので要注意。
（取材を基に編集部で作成）

代謝が落ちると疲れやすく、太りやすく、肌や髪にも悪影響

食べる量を必要以上に減らすと、体温は低めになり、疲れやすくなって、活力が落ちる、集中力が低下するなどの症状が起こることは、女性のやせと代謝について考察した総説でも紹介されている（※8）。

「食事量を減らすと、飢餓から体を守る防御機構が働いて甲状腺ホルモンの分泌量が減少し、その結果、疲労感が生じ、体温維持機能が低下することが、米国のミネソタ半飢餓実験で検証されています。甲状腺ホルモンが減少すると、エネルギー代謝も低下するのでダイエットをしてもやせにくくなる。代謝が落ちれば、肌や髪の調子も悪くなる可能性があります」と話すのは、女子栄養大学栄養学部教授の田中茂穂さん。

前出の山本佳奈さんも、「食べている量自体が少な

い状態は、栄養そのものが足りていない状態。これでは、筋肉や血液、髪や肌などの細胞を作る材料も足りず、組織を円滑に回すための栄養源も不足します。その結果、髪や爪はもろく、割れやすくなり、ツヤもなく、肌色も悪くカサカサと荒れやすくなってしまうのです」と話す。

※8：肥満研究 24(1), 11-15, 2018

見た目はスリムでも、やせに同居する「隠れ肥満」

ここまで、若い女性のやせを、体重と身長の関係であるＢＭＩで指摘した。実際のところＢＭＩが低下したときに起こる問題の本質は、大切な筋肉や骨の密度など、体を健全に保ち、動かすために必要な部分がやせてしまうことだ。体重から脂肪を除いた重さを「除脂肪体重」（ＬＢＭ）というが、この体重が筋肉や内臓、骨などの体の本質部分だ（図9）。この本質部分がやせてしまうと、やせに同居する「隠れ肥満」という状態になる。

これは、ダイエットを繰り返す女性によく見られる状態で、筋肉が体脂肪に置き換わってしまうことで、外見はやせて見えるのに体の中を調べてみると筋肉が少なく、体脂肪率が相対的に高くなって体組成のバランスが崩れた状態。見た目がやせているため、本人の自覚もなく見逃されがちだが、実は体の中では深刻な健康問題が起こっている。

筋肉スカスカの筋肉不足の状態になると、そもそも体を支える機能や運動機能の低下に直結するほか、見えないところで代謝をはじめとする体の機能低下につながる。この代謝機能の低下は、高血圧

［図9］除脂肪体重（LBM）は、体の機能を支え、動かす“本質”

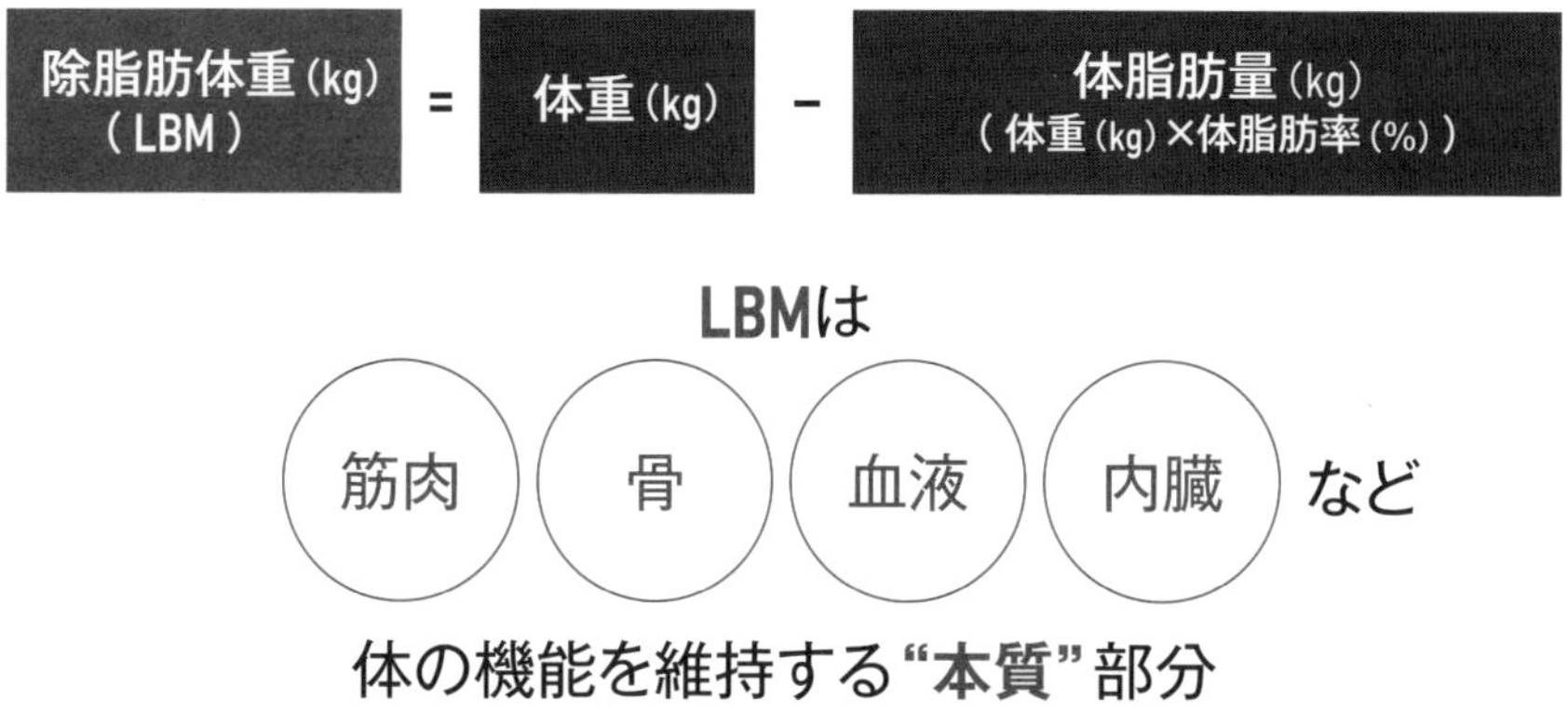

（取材を基に編集部で作成）

や糖尿病などの生活習慣病になりやすくなる、と言い換えることができるのだ（筋肉の機能についてはたんぱく質の項、106ページも参照）。

若い女性のやせは、肥満者と同じ糖尿病リスクがある!?

実際、やせた女性たちは肥満の人と同レベルの「糖尿病予備群」だという驚きの事実も報告された。

最近の研究で、糖尿病の前段階である耐糖能異常の割合は、やせた若い女性が13・3%、標準体重の若い女性が1・8%と、やせた女性が実に7・4倍も高いことが明らかになったのだ（図10）。

耐糖能異常とは、体内のブドウ糖をうまく処理できないため、糖の摂取から2時間たってもまだ高めの血糖値が持続している状態のこと（※9）。血糖を下げるインスリンというホルモンの分泌低下、その効きが悪くなる「インスリン抵抗性」が原因となる。

このような食後高血糖は、糖尿病の予備群と位置づ

［図10］**やせた若い日本人女性は米国の肥満女性より耐糖能異常が多い**

	標準体重の日本人若年女性	やせた日本人若年女性	参考：米国の肥満者
年齢	22.6歳	23.6歳	19〜34歳
体格指数（BMI）	20.3	17.4	30以上
耐糖能異常の割合	1.8%	13.3%	10.6%

18〜29歳のやせた日本人女性（BMI16〜18.49）98人と、標準体重（同18.5〜23）の日本人女性56人を対象とした調査。やせ型の若年女性の特徴として、エネルギー摂取量が少なく、身体活動量が低く、筋肉量が少ないことがわかった。

（出典：J Clin Endocrinol Metab. 2021; 106(5): e2053-e2062.）

けられる。

「米国の同年代の肥満者の耐糖能異常の割合は10・6%と報告されています。日本のやせた若い女性は、数値的にそれすらも上回っていました。ここまで多いとは予想していませんでした」と、研究を実施した順天堂大学大学院医学研究科スポーツ医学・スポートロジー先任准教授の田村好史さんは話す。

同時に、やせた若い女性が標準体重の若い女性に比べて、体重が少ないだけでなく、特に筋肉量が少ない、身体活動量が少ない、エネルギー摂取量が少ない、という特徴があることもわかったという。

「食事量も運動量も少ない『エネルギー低回転型』の人が非常に多かった。あまり食べず、あまり動かないから、筋肉量も少ないのでしょう」（田村さん）

同研究では、やせた若い女性のインスリン抵抗性（インスリンの効きにくさ）においても、中年肥満者と同程度に生じていることが明らかになった。脂肪組織から脂肪が漏れ出て全身にばらまかれていることを意味する、血中の遊離脂肪酸濃度も高かった。つまり、やせているのに、肥満者と同じ代謝異常に陥っているということだ。このような状態を田村さんは〝やせメタボ〟と呼んでいるという。

田村さんによると、「筋肉の〝量〟と〝質〟が低下し、代謝異常を招いている」わけだ。

そもそも筋肉は体の中で糖を貯蔵する最大の臓器だから、筋肉量が少ないと十分な量の糖を取り込めない。また、遊離脂肪酸が筋細胞に過剰に蓄積した〝脂肪筋〟はインスリン抵抗性を引き起こし、本来筋肉が持つ糖を取り込み、貯蔵する働きを十分に発揮できない。これらの筋肉の〝量〟と〝質〟の低下により、血糖値が上がりやすくなる。

やせた若い女性の耐糖能異常は、将来の糖尿病発症へとつながる可能性がある。これを防ぐためには、「エネルギー低回転型のライフスタイルを見直すことが重要です」と田村さん。つまり、食事量を増やして十分な栄養を摂取し、体重を増やす。そして筋トレと有酸素運動を取り入れることで、筋肉の量と質を改善することが重要なのだ。

※9：75g経口ブドウ糖負荷試験で2時間後の血糖値が140mg／dl以上、200mg／dl未満の状態のこと。

妊娠希望なら耐糖能異常を早く見つけて

やせて糖尿病予備群になった女性が妊娠すると、さらに厄介な問題が加わる。「血糖値が高めだと、妊娠時に妊娠糖尿病や妊娠高血圧症候群の発症率が増えることもわかってきました（図11）。だから、こ

［図11］**血糖値が高めだと、妊娠糖尿病を発症しやすい**

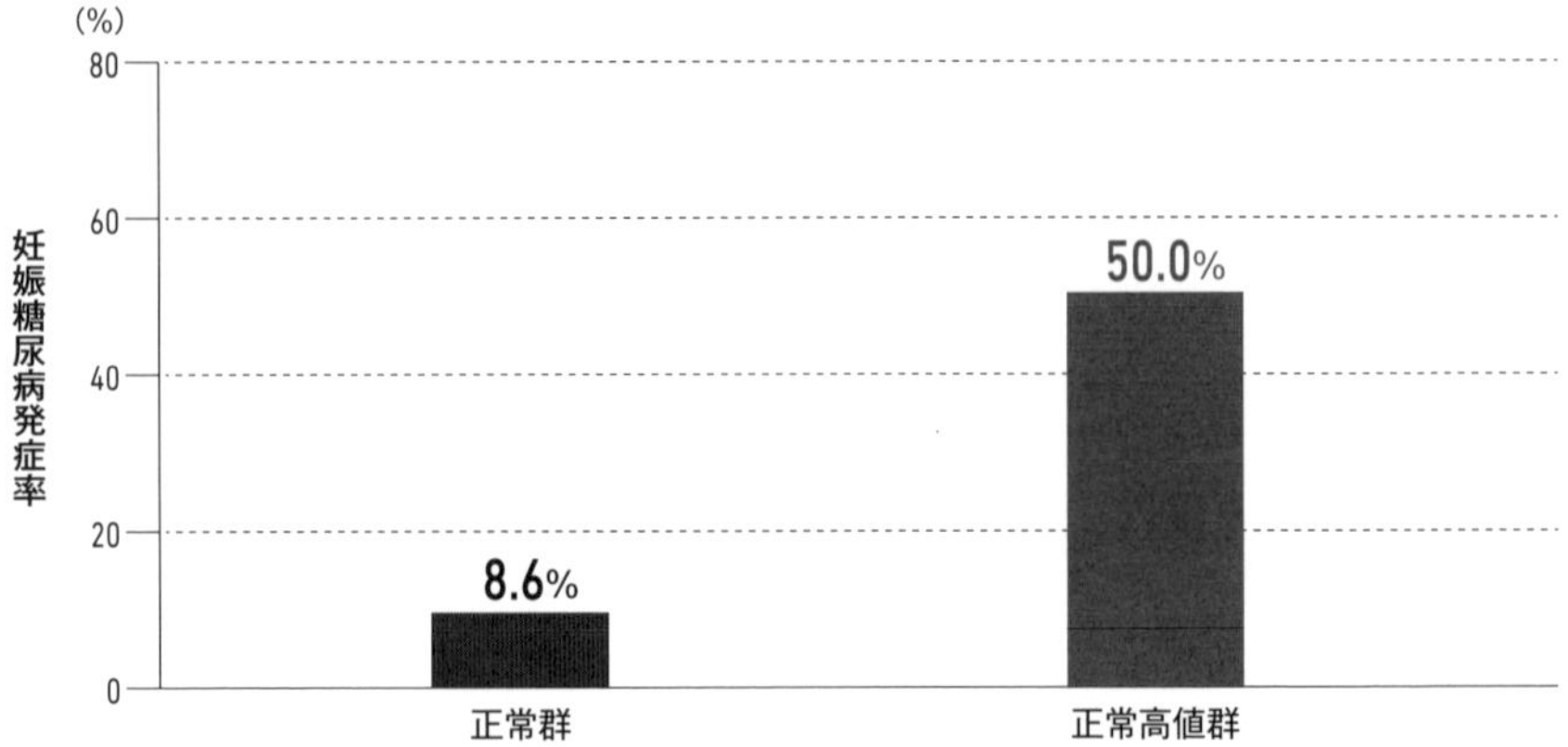

不妊治療後分娩まで追跡できた443人の女性を血糖値正常高値群（HbA1c5.6%以上）と正常群（同5.6%未満）に分けて妊娠糖尿病の発症率を比較。正常高値群は、明らかに妊娠糖尿病の発症リスクが高く（グラフ）、高齢出産の人ほど正常高値の人が多かった。

（出典：糖尿病と妊娠　20(2), S1-3, 2020）

れから子どもを産みたいと思う人は、妊娠前に血糖値をチェックし、数値が高めならコントロールしておくことが大切です」と、産科婦人科舘《たて》出《で》張《ばり》佐藤病院（群馬県前橋市）院長の佐藤雄一さんは話す。

妊娠糖尿病になっても、妊娠を終えると血糖値の状態は元に戻る。だが、「産後5年以内に糖尿病になるリスクが高まることがわかっており、赤ちゃんが巨大児（出生体重4000g以上）になったり、難産や帝王切開になりやすいことも問題です。赤ちゃんが将来的に糖尿病になるリスクが増えることもわかってきています」と佐藤さん。

高めの血糖値をコントロールするには運動と食事がポイントだが、食べ方でも気をつけたいことがある。「朝食を抜いたり、甘いお菓子の間食を繰り返したり、早食いや過食が続くと、血糖値の乱高下が激しくなって膵臓が疲弊しインスリンの分泌が悪くなる。そういった食べ方は避け、野菜、おかずなどを先に食べ、血糖値を上げやすい炭水化物は最後に食

［図12］**やせ過ぎの女性は死亡率が高い**

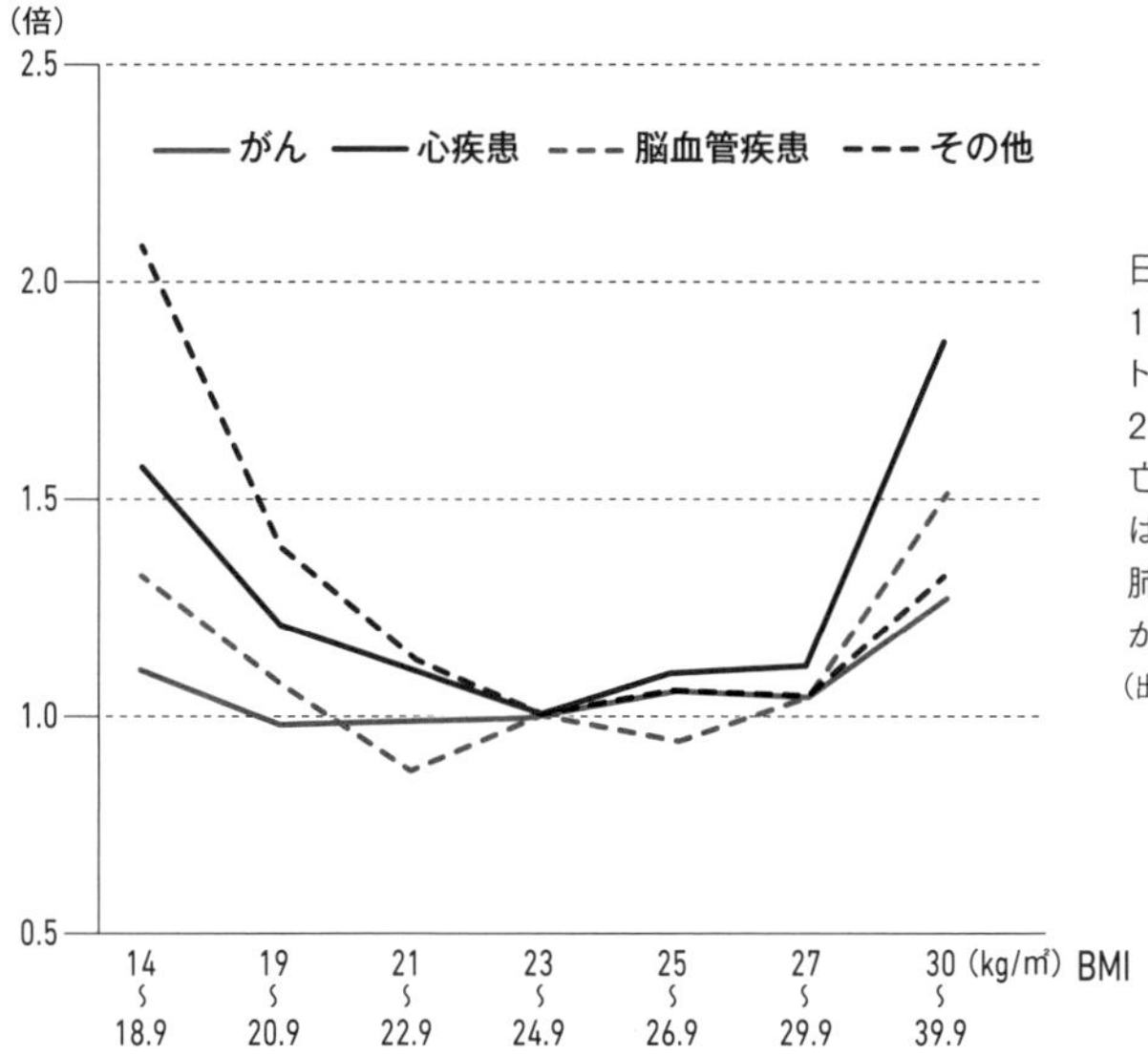

日本人女性約19万人を平均12.5年追跡調査した7つのコホート研究の総合解析。BMI23〜24.9を基準に、主要死因別の死亡率を比較。BMI19未満の女性は心疾患による死亡率が1.5倍、肺炎などを含むその他の死亡率が2倍以上高い。

（出典:J Epidemiol. 2011; 21(6): 417-430.）

べる習慣をつけることも大事」と佐藤さんは勧める。

さらに、やせ過ぎは感染症の引き金にもなり、病気による死亡率を高める。

「日本人女性約19万人を平均12・5年追跡した調査結果から、BMI19未満の人は感染症などになりやすいこともあり、BMI30以上よりも死亡率が高いことがわかりました（図12）。最も死亡率が低く健康が保てるBMIは、男女共に18～49歳では18・5～24・9、50～64歳では20～24・9、65歳以上は22・5～27・4（※10）で、太めのほうがいいくらいです」と田中茂穂さんは強調する。

エネルギー不足、栄養不足が免疫機能の低下に直結することは、コロナ禍の今の時代、知っておきたいポイントだ。

※10：『日本人の食事摂取基準（2020年版）』

6

やせ、低体温で起こる〝女性ホルモン不調〟は次世代に影響も

女性のエネルギー不足の場合、「女性ホルモン」の分泌にも深刻な影響が及ぶ。

月経不順や無月経で、不妊リスクが上がる

女性ホルモンの円滑な分泌には、エネルギーがきちんととれていることが重要だ。体脂肪を除いた除脂肪体重（筋肉や骨、血液、内臓などの重さ）1kg当たり30kcalを下回ると、50％の人が月経異常になることが明らかになっている。月経異常を起こさないためのエネルギー摂取量の目安は、除脂肪体重1kg当たり45kcalだという（※11）。

また、深刻なエネルギー不足は、深刻な貧血をもたらす。日本女性の鉄欠乏性貧血の割合は諸外国に比べて一桁多い。鉄は女性ホルモン（プロゲステロン）の産生や、同じく生理に影響する甲状腺ホルモンの生成にも欠かせない。

「体脂肪率が15％以下になると月経異常が起こるリスクが高まることがわかっています（※12）。月経に

関わる女性ホルモンの原料はコレステロールで、実は女性が嫌がる脂肪です。適度な脂肪が女性の機能を守っているのであり、脂肪が減少し過ぎてしまうことが生理が止まる一因です」と前出の細川モモさんは説明する。

少し話はそれるが、細川さんらの研究から、やせた女性は卵子の残り数を示す「卵巣年齢」の値が実年齢より高いことがわかっている。

「女性が卵巣の中に持っている卵胞（卵子を細胞が取り囲んでいる状態）の数は加齢により減少します。これから排卵に向けて発育する卵胞がどれくらいあるのかの指標となるのがＡＭＨ（抗ミュラー管ホルモン）の値で、これは『卵巣予備能』『卵巣年齢』という言葉で表現されることがあります。私たちが行った共同研究の結果では、20代女性で卵巣年齢が40・50代相当だった人、つまり卵子の残り数が20代の平均より減ってしまっている人は、ＢＭＩが18・5未満のやせ型でした(※13)」（細川さん）

話を無月経に戻すと、若い女性たちの無月経に対する意識の問題も大きい。定期的にあった月経が3カ月以上止まっても、「生理がないほうが楽」などと安易に考え、何の対策もしない女性は少なくないからだ。しかし無月経状態を放置することは女性の健康を大きく損なう要因となる。決して月経が止まっていることを喜んではいけないのだ。

無月経については、特に女性アスリートを対象に研究が進められているため、そこから一般女性の無月経の問題点を探ってみよう。

［図13］ **やせている人ほど無月経になりやすい**

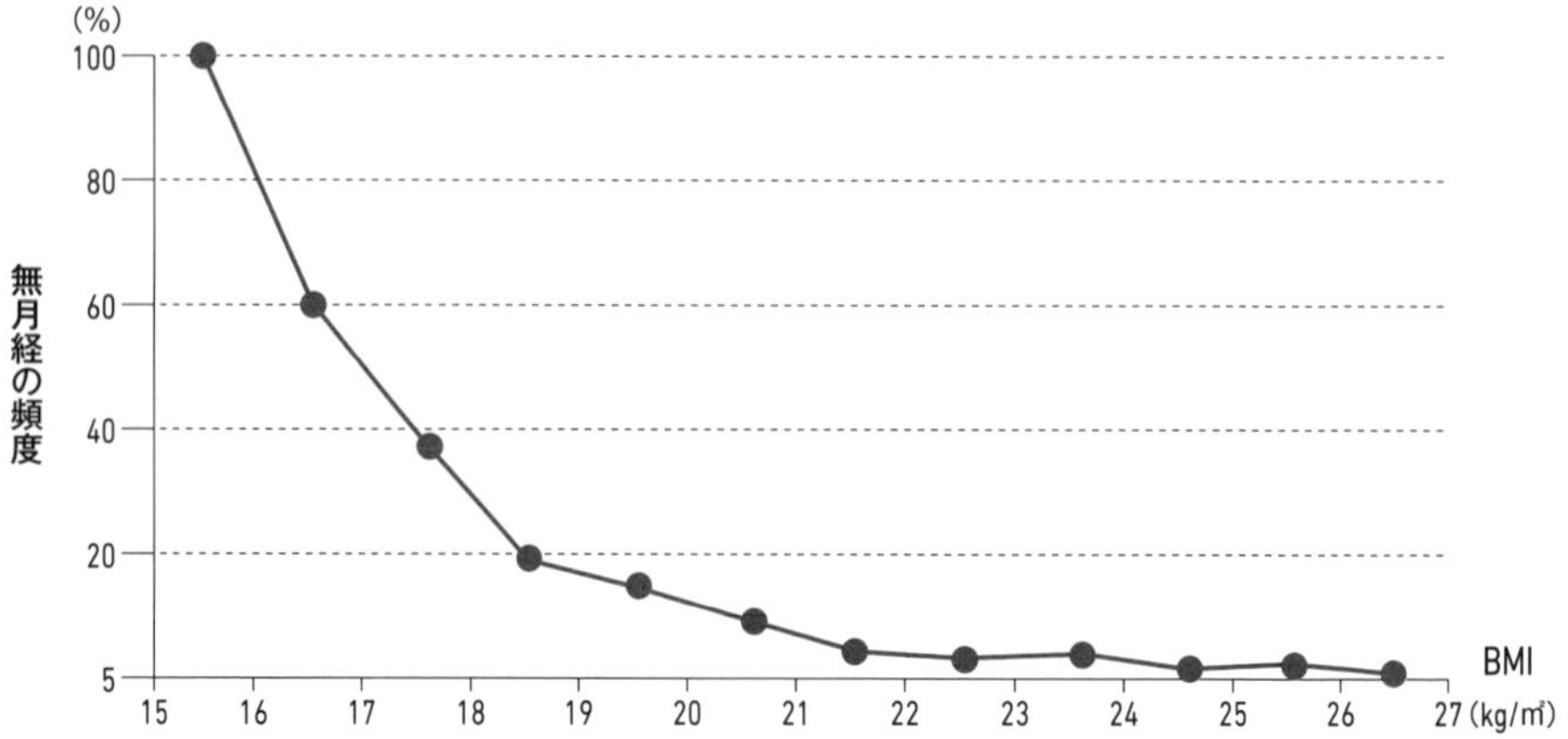

1534人の日本人女性トップアスリート（40種目の選手）を対象にBMIと無月経の頻度を調べたところ、BMIが低い（やせている）人ほど、無月経の頻度が高かった。

（出典：小児科　56(9), 1439-1445, 2015）

無月経は、妊娠期や授乳期、閉経期など、生理的状態で起こる場合と、病的状態で起こる場合がある。病的な場合の原因の一つが、脳から女性ホルモンの分泌を促す指令が出なくなる「視床下部性無月経」だ。これは極端なダイエットや精神的ストレスなどで、脳の司令塔が機能不全になって起こる。

アスリートの無月経の原因の多くはこの「視床下部性」だが、ほとんどは運動で使うエネルギー量に対して、食事からとるエネルギー量が圧倒的に足りない「利用可能エネルギー不足」から起こる（※14）。つまり、膨大な運動量に食事量が追いついていないのだ。

女性アスリートの無月経に詳しい東京大学医学部附属病院女性診療科・産科の能瀬さやかさんらの調査では、ＢＭＩが低い人ほど無月経の頻度が高く、ＢＭＩ18・5未満の人ではそれ以上の人に比べ、有意に無月経の頻度が高かった（図13）。

パフォーマンスの低下、メンタルや肌にも影響

では、一般女性の場合、無月経になってしまうと、どんな問題を抱えることになるのだろうか。

「一般女性の無月経は原因がさまざまですが、極端なダイエットや食事制限で体重が減って起こる〝体重減少性無月経〟は女性アスリートの無月経に近い。ただ、体重減少性の無月経は運動とは関係なく、日常生活に必要なエネルギー量が不足している状態です。一般女性でもやせと診断されるBMI18・5未満の人は、無月経になるリスクが高いのです」（能瀬さん）

アスリートの無月経は免疫や代謝、精神など全身に悪影響を与え、結果的に試合等でのパフォーマンス低下をもたらす。そのためアスリートの世界では運動量に見合ったエネルギー摂取の重要性（図14）への認識が高まっている。

これは一般女性にも当てはまる。エネルギー不足だと疲れやすく、集中力も低下し、仕事の生産性も下がることは複数の調査からも明らかだ。

※11：J Clin Endocrinol Metab. 2003; 88(1): 297-311.
※12：産科と婦人科　66(4), 527-533, 1999
※13：Juntendo Medical Journal 2016; 62(2): 153-159.
※14：Int J Womens Health. 2014; 6: 451-467.

［図14］エネルギー不足は全身の健康に影響を及ぼす

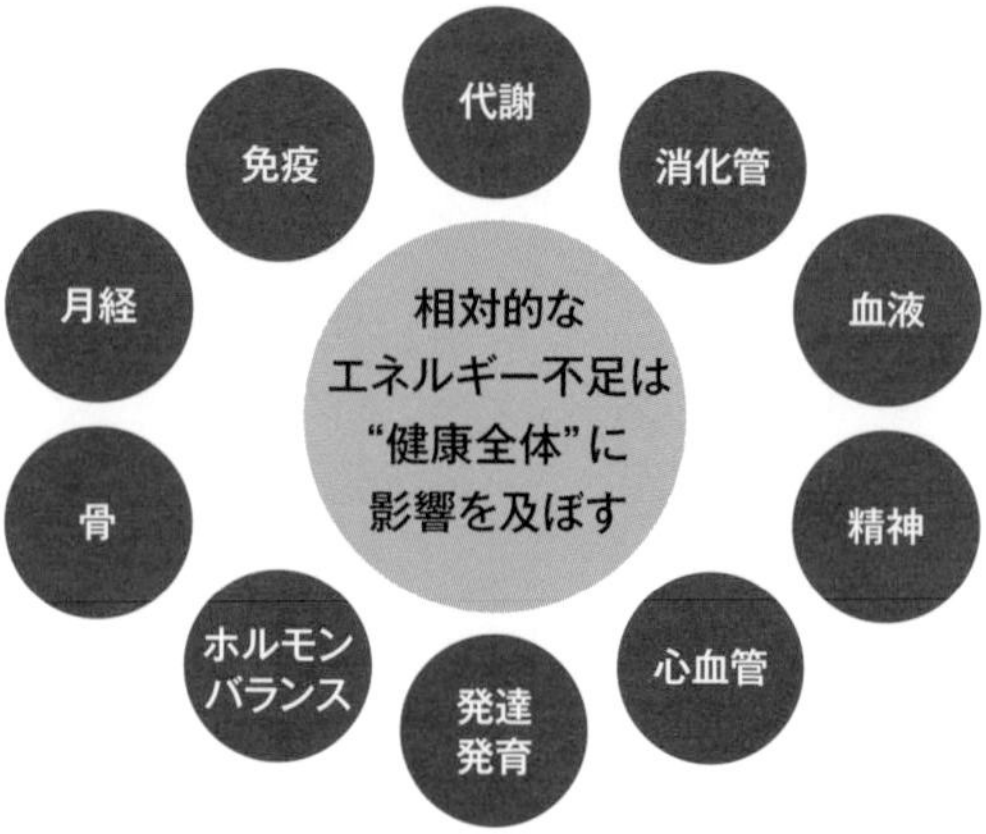

（出典：Br J Sports Med. 2014; 48(7): 491-497.）

女性ホルモンのエストロゲンは、気分を明るくするセロトニンなど脳内で働く神経伝達物質の働きとも関わっているので、不足するとメンタルにも影響を及ぼす。「長期間無月経のアスリートでは、メンタルに影響が出るケースもあり、摂食障害やうつ傾向を示す人も珍しくありません」（能瀬さん）。

肌への影響も心配がある。閉経した女性はシワやたるみが生じやすくなるが、これはエストロゲンが肌の弾力や潤いを保つ役割も持っているから。「無月経の若い女性の肌でも、閉経女性と同様にエストロゲン低下の影響が出ている可能性はあります」と能瀬さんは話す。

無月経の最大懸念は、将来の骨粗しょう症

健康寿命の延伸や国民医療費の観点から見ると、無月経の放置で一番深刻な問題点は、骨量が減り、将来、骨粗しょう症の女性が増えることだろう。

骨量のピークは20歳ごろで、それ以降はほとんど増えない（図15）。骨の形成にはエストロゲンが欠かせない。一番大切な思春期に過度なダイエットなどで長期間、無月経になるとエストロゲンの分泌が下がり、月経が正常な人に比べて骨量が低下し、骨が弱くなるのだ（図16）。

アスリートの研究では、10代で無月経を1年以上経験している、または極端に体重が少ない場合、20代以上で低骨量や骨粗しょう症のリスクが高くなることが明らかになっている。極端なケースでは、10代でも閉経した女性より骨量が少ない人も。「10代で長期間、無月経を経験してしまうと、20代以降、どれだけ努力しても骨量が同年齢の女性の平均値まで戻らない人もいます」（能瀬さん）。

一般の女性でも、10代ですでにこうした経験のある人は、20代以降、無月経にならないように注意し、将来、閉経した後には骨粗しょう症になりやすいことを自覚してほしい。若いときに長期間月経が止まった経験がある人は、40歳前後になったら骨密度の測定をしてほしい。

血管への影響も心配だ。「無月経群と正常月経群で血管壁の機能について比較したアスリートの調査では、無月経群では血管壁の機能が落ちていました。エストロゲンは血管をやわらかくする作用があるため、無月経だと血管が硬くなりがち。閉経した女性は動脈硬化や高血圧など心血管疾患のリスクが高まりますが、若い無月経の女性でも同様のことが起こる可能性があります。月経が止まってしまったら、放置しないで婦人科を早めに受診し、早く月経を回復させる対処をしてほしい」と能瀬さんは訴える。

［図15］ 若いころの無月経は一生の骨量に影響

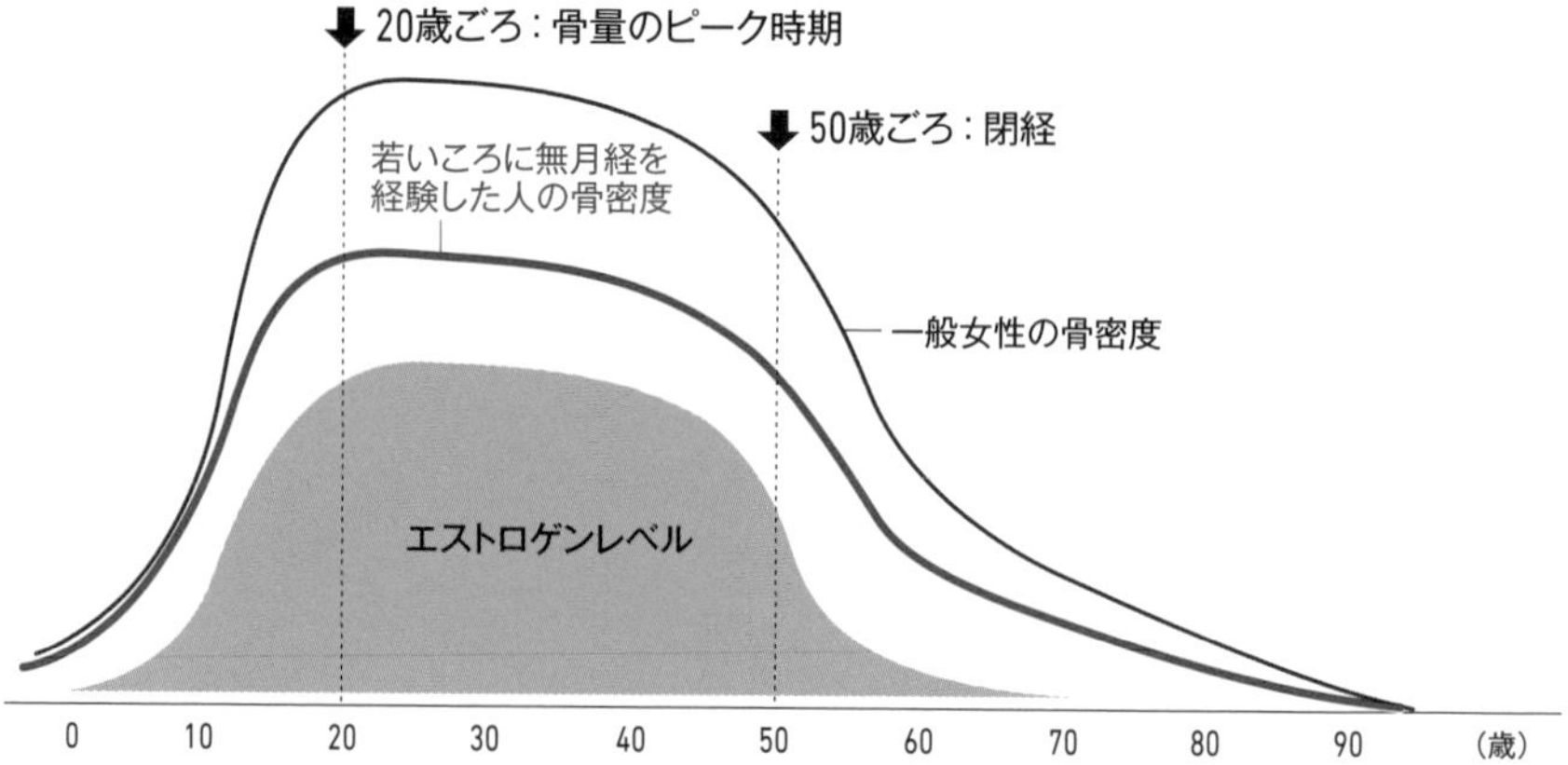

20歳ごろに最大骨量に達し、閉経を迎える50歳ごろからエストロゲンの低下とともに骨量も低下する。骨の成長過程にある10代に無月経を長期に経験すると、骨量のピーク時に一般女性の閉経時の骨量にも満たない可能性がある。

（出典：『骨粗鬆症の予防と治療ガイドライン2015年版』を基に改変。図はイメージ）

［図16］ 思春期の長期の無月経が骨を減らす

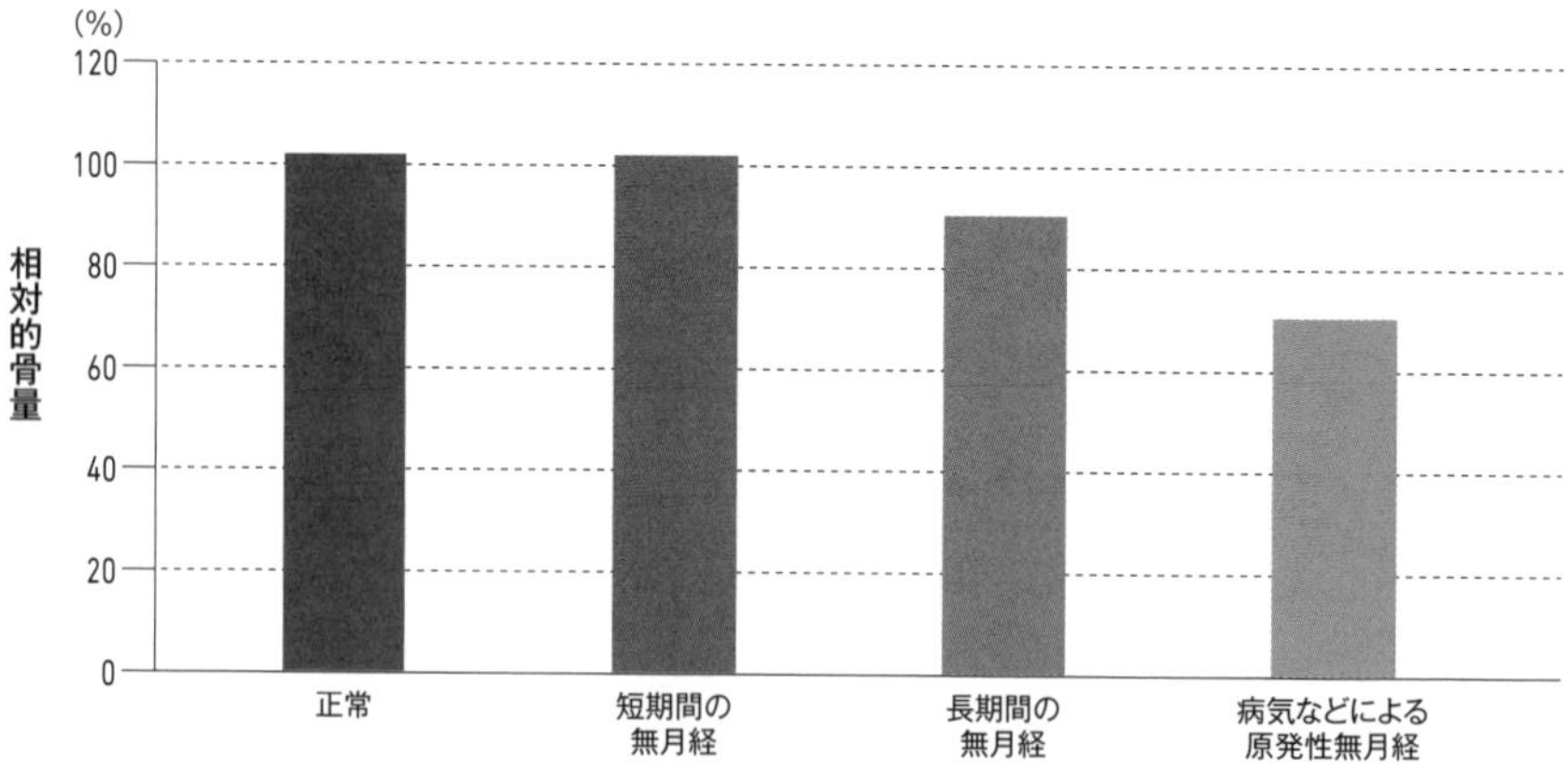

10〜20歳の無月経の女性83人の脊椎の骨量をＤＸＡ法で測定。病気などによる原発性無月経（5人）、2年以上の長期間無月経（10人）、短期間無月経（13人）の3グループの平均骨量を比較した。短期間は100.4％で骨量低下はなく、長期間は91.1％、原発性無月経は69.8％と有意な低下が認められた。

（出典：思春期学 16(3), 319-323, 1998）

低体温は月経異常、PMSにも深く関係

一方、18～23歳の女性アスリート40人を対象に、体温と月経の関係を見た前出の本田由佳さんらの研究では、基礎体温が高めの群には月経痛や月経不順などの月経異常がなかったのに対し、基礎体温が低い群では4人に1人（24％）、平均並み（中間）群では7人に1人（14％）に月経異常があった。月経前に頭痛や腹痛、イライラ感、うつ症状などがある月経前症候群（PMS）も、基礎体温が高めの群では見られないのに対し、低い群では47％、平均並み（中間）群でも44％がPMSに悩んでいた（図17）。

「月経痛や月経不順、PMSに悩む人は鎮痛剤を服用している人が多いが、鎮痛剤を服用し続けると体温が0・5℃下がるとの報告もある。月経痛がある人はぜひ、日本女性医学学会の女性ヘルスケア専門医がいる婦人科を受診することをお勧めします」と本田さん。低温期でも基礎体温が36・31℃以上になるような生活改善が必要だ。

体重を増やすことが最良の治療法

体重減少性無月経の場合、月経を再開させるためにはエネルギー不足を改善し、体重を戻すことが最優先。具体的には、その人の身長における標準体重の9割以上まで体重を戻すように食事や運動習慣を見直す。

［図17］体温が高い人では月経異常やPMSが見られない

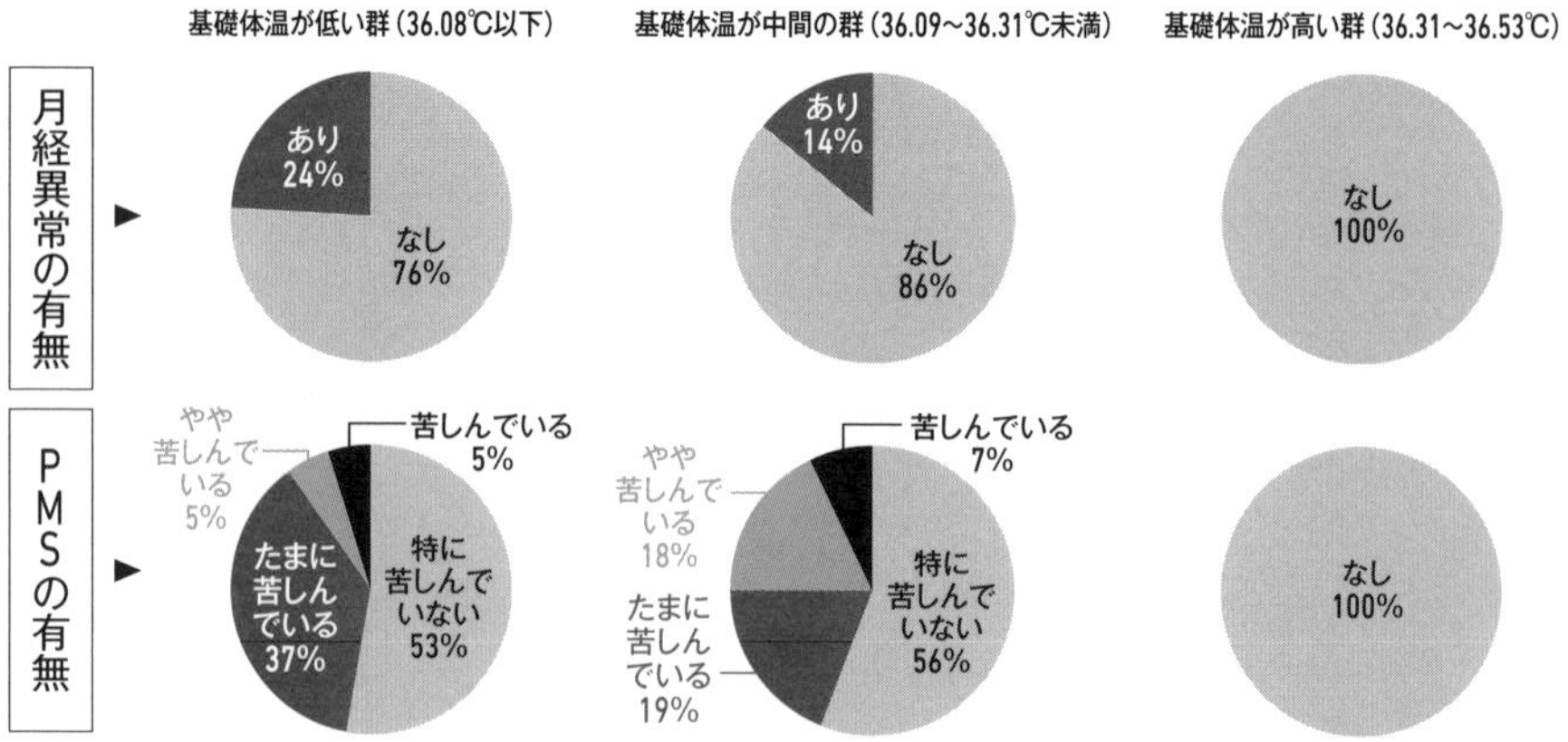

健康な女性アスリート40人（平均年齢21歳、BMI平均22.0）を対象に、基礎体温・体調管理アプリを使用して、3カ月間の基礎体温測定と月経状況や生活習慣に関するアンケートを実施。月経開始日から10日間分（低温期）の平均基礎体温を低、中（日本人の平均）、高の3群に分け、月経異常と月経前症候群との関係を分析した。基礎体温が高い群ではPMSも月経異常も見られなかった。

（出典：Woman Conditioning Multi Support Project「アスリート女性と月経状況」）

長期間無月経が続いた人では、月経が戻らないケースも指摘されてはいるが、「体重が回復して月経がきちんと再開しさえすれば、排卵が再開するケースがほとんどです。無月経のアスリートで、卵巣予備能を示すＡＭＨ（抗ミュラー管ホルモン）の数値を調べた私の研究では、卵巣自体の機能は悪くはありませんでした」と能瀬さん。

ただし、体重が回復し、「少量の出血があってもそれで月経が戻ったと安心するのは禁物です」と能瀬さんは忠告する。月経量がしっかりあり、基礎体温が低温期と高温期の二相性を示して初めて、排卵が回復し正常月経に戻ったといえる。特に妊娠を考えている場合は、月経があるだけでは安心をせず、排卵がある月経なのかをきちんとチェックすることが重要になる。

体温は心と体の調子を測る大切なバロメーター

月経はあっても、排卵をしていないという無排卵状態になっていないか、自分で確かめるために役立つのが基礎体温だ。低温期と高温期がきっちりあれば、排卵があると推測されるからだ。方法は、月経開始から3回目の月経が始まるまで2周期の基礎体温を測ってみること。「妊娠可能な年齢なのに低温期、高温期の差がなくて基礎体温がほぼ横ばいだったり、変動が激しく基礎体温の変化をグラフ化したときにギザギザした感じだったりしたら排卵がない可能性が高い。そんなときは、産婦人科医に相談してください」と本田さん。

また、「体温が1℃下がると免疫力が30％低下するといわれます。体温は心と体の調子を見る大切なバロメーターです。基礎体温を測るのは面倒、と思う女性は多いかもしれませんが、せめて月経開始から5日間だけでも基礎体温を測り、低温期の基礎体温が少なくとも36℃未満になっていないか、まずチェックしてほしい」（本田さん）。

基礎体温を測ってみて低温期の体温が35℃台だった人に、本田さんは次のようなことを勧めている。

「朝食をとらない日がある女性は、必ずたんぱく質を含む朝食をとるようにしてほしいです。また、低体温気味の女性は、たんぱく質不足で甘いものの摂取量が多い傾向が見られました。低体温を改善するためには、甘い清涼飲料水や菓子類をなるべく控えるようにし、毎食、積極的にたんぱく質をとるようにすることも大切。さらに定期的に運動をして筋肉量を増やすことを心がけましょう。筋肉量が増えれば代謝が上がり、基礎体温を高めることができます。また、同じ体重でも体が引き締まって、見た目が健康的で美しくなります。低体温の改善は、ＰＭＳなどの不調の軽減にもつながる可能性がありますし、不妊の予防にもつながります」

例えば、いつも、おにぎりとサラダを昼食にしている人なら、ゆで卵や納豆、サバ缶を加えるなどでたんぱく質をプラスしたい。たんぱく質の摂取目安量は握りこぶし１～１・５個。手軽な方法から始めたい。

生まれてくる赤ちゃんにも影響が及ぶという現実

この章の最後に、やせ過ぎによる栄養不足は、本人の見た目や健康を損なう大きな要因というだけでは済まないという現実について触れておこう。

妊娠した女性が栄養不足の状態だと、小さい赤ちゃんが生まれやすくなる。特に出生体重が２５００ｇ未満の赤ちゃんを「低出生体重児」という。そして低出生体重児など小さく生まれた赤ちゃんは、将来、２型糖尿病をはじめとした(※15)、生活習慣病などの病気を起こすリスクが高いことがわかってきているのだ。

栄養不足と赤ちゃんの健康については、第２章で詳しく解説するが、まずは「いつか赤ちゃんを産みたい」と思っている人には、日ごろからやせ過ぎ、栄養不足にならないように意識してほしい。

では、将来の妊娠を望む人は、現時点でどのくらいのＢＭＩを目指せばいいのだろう。

「米国の看護師を対象に行われた大規模な調査の結果、妊娠しやすいＢＭＩは22〜24ということがわかりました。米国よりやせている人が多い日本人の場合、まずはＢＭＩ20〜23を目安と考えるといいのではないでしょうか」と低出生体重児の問題を考える日本ＤＯＨａＤ学会理事長で、福島県立医科大学特任教授の福岡秀興さん（産婦人科医）はアドバイスする。

※15：BMJ. 2015; 351: h3672.

識者に聞く
1

働く女性の三大不足を解消する生活術

ラブテリ代表理事
細川モモさん

東京丸の内、名古屋市などで働く20・30代の約3000人の女性を対象に実態調査を行い、その結果を「まるのうち保健室報告書 働き女子白書（2014〜2016年度版）」などとしてまとめた一般社団法人ラブテリ。その代表理事で、働く女性への栄養と生活習慣の改善指導を行っている細川モモさんに、実態調査から見えた、働く女性たちの現状と実践したい6つの生活習慣について聞いた。

3000人調査で見えてきた「働く女性が実践したい6つの生活習慣」

29ページでは、ラブテリ保健室の調査から見えてきた、全国の5つの大都市で働く女性たちの「栄養不足」の現実について紹介した。この調査では同時に、働く女性たちの睡眠や運動の不足の問題も明らかにしている。

「残業が多いと睡眠時間は短くなります。働く女性の睡眠時間は5〜6時間でした。そもそも働く日本女性の睡眠時間はOECD加盟国で最短で、そのことが私たちの調査からも裏づけられたことになります。また、慢性的に運動不足の人が多く、20・30代の働く女性の約3割がロコモティブシンドローム（運動器症候群）に該当することがわかりました。栄養、睡眠、運動の三大不足はさまざまな健康

上の問題を引き起こします」（細川モモさん、以下本項「　」内すべて同）

細川さんが最も懸念するのは糖尿病だ。

「働く女性の多くに共通する『朝食抜き』『おやつ摂取過多』『栄養不足』『飲酒量過多』『運動不足』『睡眠不足』という状態は、すべて血糖値の異常（耐糖能異常）を引き起こす要因になります。今はやせ型や普通体形であっても、こうした条件に当てはまる人は、将来的に糖尿病を発症するリスクが高い糖尿病予備群だと考えて、注意をしなくてはいけないのです。まして、日本人は世界でトップクラスの糖尿病になりやすい民族。こうした生活を最も送るべきではないのです」

実際、妊娠を機に高血糖になる妊娠糖尿病の人は増えている。そして、妊娠糖尿病になった人は出産後5年以内に本当の糖尿病を発症するリスクが高くなることも明らかになってきている。

また、食事時間の乱れや欠食などの食習慣は、不妊にも関連している。「日本の不妊症患者を対象とした研究（※16）では、不妊症の人は朝食欠食率が高く、食事の時間が不規則であることが明らかになっています。マウスの研究では、体内時計が欠損したマウスは発情期が不明になり、メスは不妊に、オスも妊娠させる力が低下することが報告されています」。どんなに仕事が忙しくても、食事、睡眠、運動という基本要素は軽んじてはいけないということだ。

この三大不足は、女性たちが悩む、肩こり、冷え性などの「なんとなく不調」や、社会的にも問題になっている仕事のパフォーマンス低下、不妊、低出生体重児の増加とも関係しているため、一刻も早い改善が必要だ。
細川さんは、女性たちが三大不足を解消し、不調なく社会で活躍し続け、妊娠したいと思ったときに困らないために必要な対策として、次の6つの新しい生活習慣を実践するよう提案している。

※16：New Diet Therapy 2015; 31(3): 3-13.

提案その1

朝食抜きはNG。「糖質＋たんぱく質」の朝食を

「私たちの調査では、働く20・30代の女性の3人に1人が朝食をとっておらず、そのためにエネルギー不足、栄養不足に陥っていることがわかっています。朝食を抜くと、次に食べた食事（通常は昼食）の後の血糖値が上がりやすくなるので、朝ご飯を食べることは長期的に見ると糖尿病の予防になる可能性もあります。

20～50代の男女1200人を対象にした朝食に関する別の調査（※17）では、朝食をとっていてもグリーンスムージーだけ、あるいは、生野菜のサラダだけ、パンだけなど1品しか食べていない人は、体が重い、職場に行きたくないと感じるなど心身の調子が悪い傾向が見られました。私たちが実施した調査でも、朝食をとっていてもおかずまで食べている女性は12％しかいませんでした。

単一食品だけでは、朝食の持つ体内時計リセット効果を弱めてしまいます。糖質とたんぱく質を含む朝食をとることで体内時計がリセットされ、学生では集中力が高まるなど、生産性が上がるという

［図18］**朝食摂取と不定愁訴との関係**

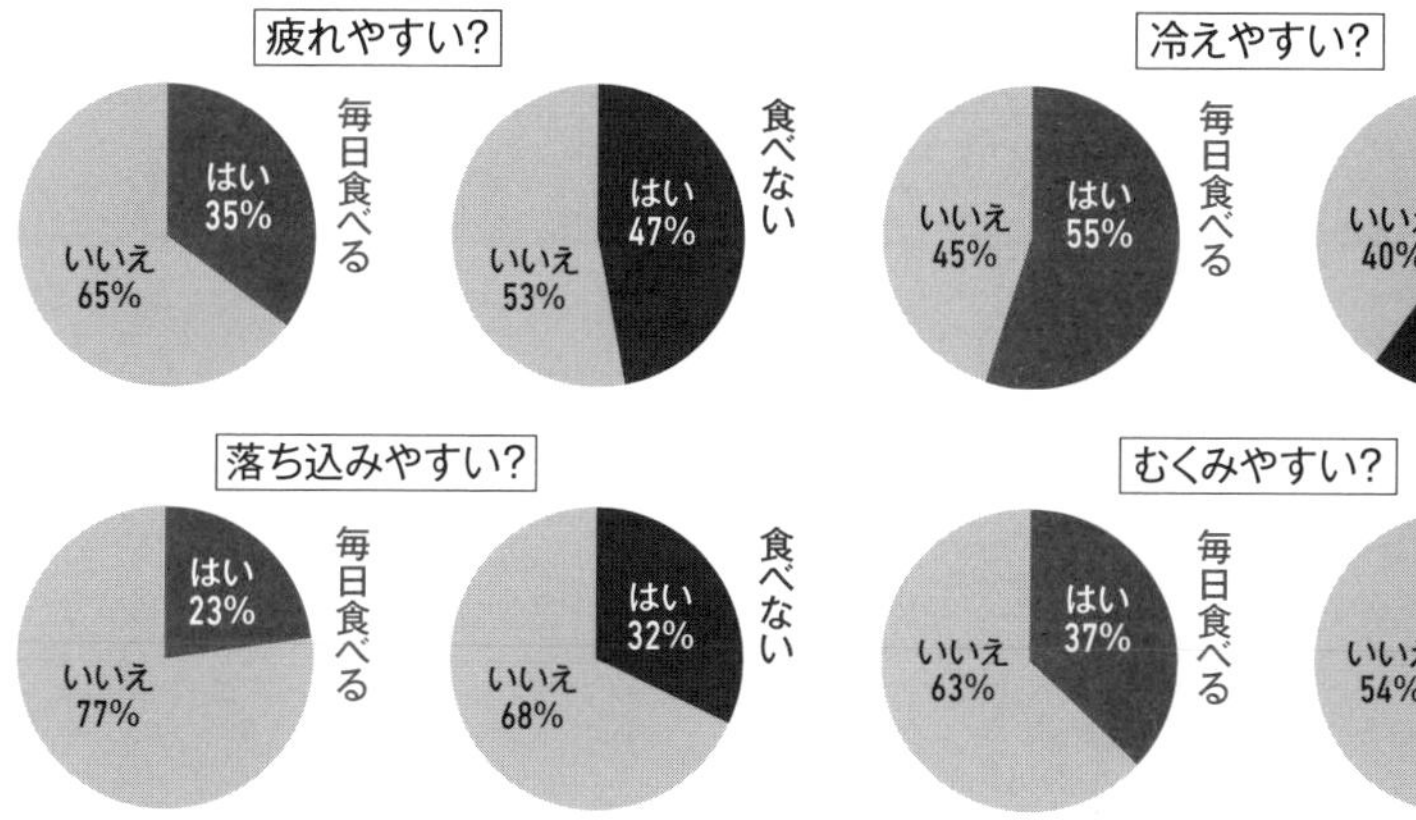

朝食を欠食している人は疲れや冷えなどの不定愁訴を感じている人が多かった。
（出典：「まるのうち保健室報告書 働き女子白書（2015年度版）」三菱地所・ラブテリ、データは2014年度調査のもの。ラブテリ保健室「全国保健室調査（2017）」）

報告（※18）もあります」

※17：「朝食に関する調査」早稲田大学先進理工学研究所・柴田重信教授監修、２０１４年3月、シタシオンジャパンが調査を実施
※18：Nutrients. 2018; 10(5): 574.

高たんぱく食品なら不足しがちな栄養素も補いやすい

ここで糖質といっているのは、ご飯、パンなど、主食となる穀類だ。魚、肉、大豆製品、乳製品などたんぱく質が豊富な食品には、鉄分、亜鉛、カルシウム、ビタミンB1といった女性に不足しがちな栄養素も含まれている。不調を解消するには、朝食でエネルギーのもとになるものだけでなく、さまざまな栄養素を補うことが重要だ（図18）。

「忙しい朝こそ、ご飯に鮭フレークやシラス、納豆と卵かけご飯、グラノーラとヨーグルトなど手軽なものを組み合わせて、片方の手のひら1杯分程度のたんぱく質を、糖質と一緒にとる工夫をしてほしい」

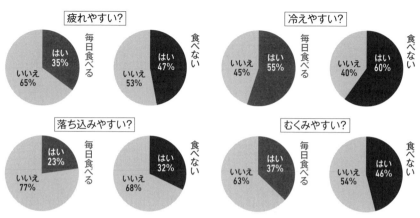

朝食を含めてきちんと1日3食プラス補食（おやつ）をとることで、栄養だけでなく、今の20・30代の女性に不足している平均約400kcal分のエネルギーも補える。頻繁な断食や1日1食のような極端な食事制限は、貧血や無月経などの体調不良につながるので好ましくないことを、あらためて知っておいてほしい。

提案その2 おやつと飲み物は不足する栄養がとれるものに

2015年のまるのうち保健室の「働き女子白書」からわかったのは、週61時間以上働き、オフィスにいる時間が長い女性ほど、洋菓子、和菓子、せんべいといった菓子類をたくさんとっていることだった。菓子類をよく食べる人は、砂糖の主成分であるショ糖、悪玉コレステロール値を上げる原因になる飽和脂肪酸の摂取量が多く、健康維持に必要なカリウム、マグネシウム、葉酸が特に不足していて、栄養状態がアンバランスになっていた（図19）。

オフィスに求められる「おやつ革命」

「洋菓子をよく食べる人ほど、冷え性、頭痛、便秘、肩こり、不眠、肌荒れなどの不定愁訴を多く抱えていました。オフィスに必要なのは、おやつ革命です。仕事の合間におやつや飲み物をとるなら、

[図19] 菓子類の摂取量と必須栄養素の平均摂取量との関係

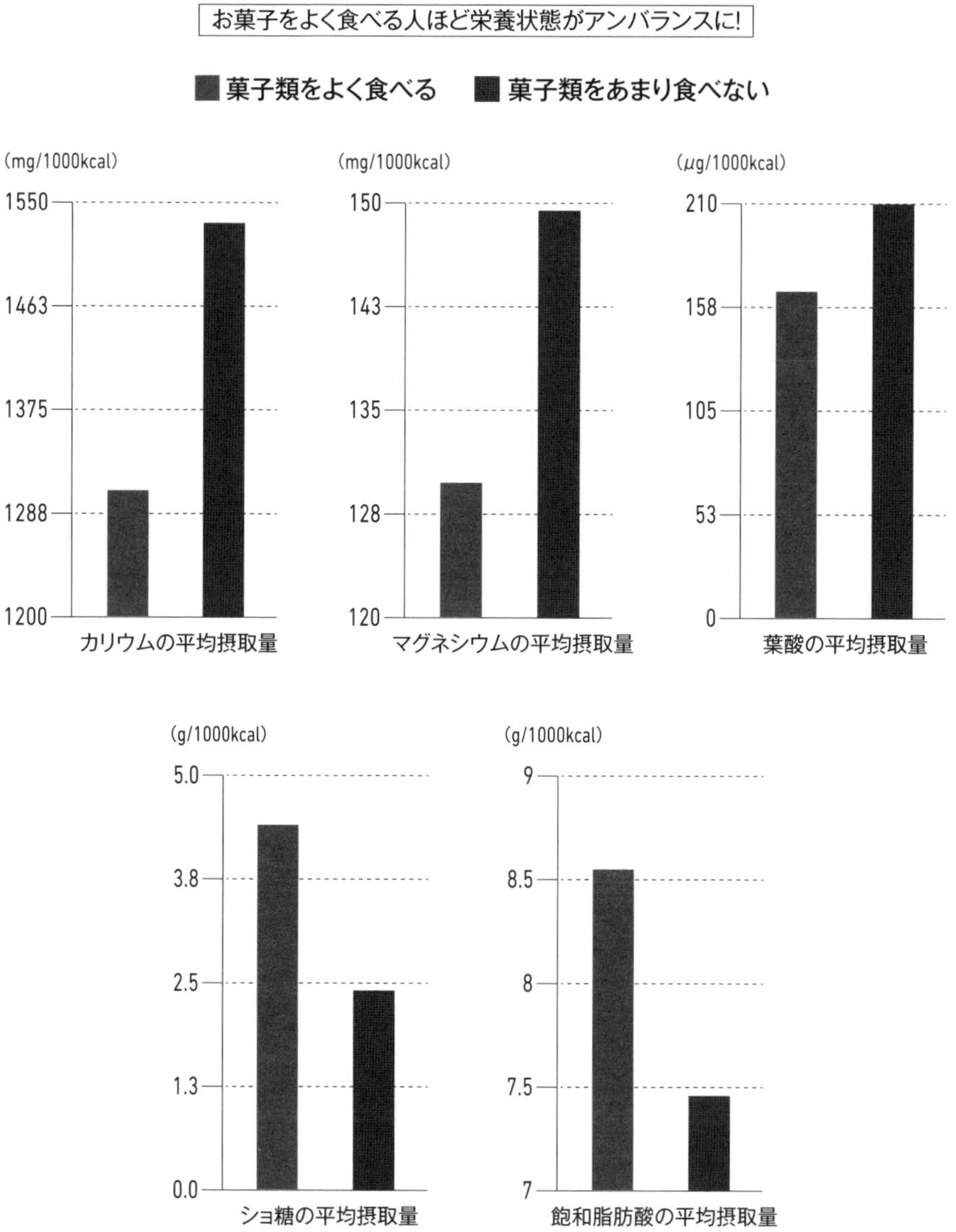

菓子摂取量の平均値(67.4g/1000kcal)を基準に、それ以上を「よく食べる」、それ未満を「あまり食べない」とし、必須栄養素、ショ糖、飽和脂肪酸の摂取量を比較した。

(出典:「まるのうち保健室報告書 働き女子白書(2015年度版)」三菱地所・ラブテリ)

ドライフルーツ、ナッツ類、果物、スープ、プリン（生クリームなし）、海藻スナック、甘栗、ヨーグルト、ビターチョコレート、アーモンドドリンクなど、不足しがちな栄養素がとれるものを選ぶことが大切なのです」

鉄分やカルシウムが手軽にとれる機能性表示食品や特定保健用食品を活用するのもいい方法だ。

提案その3　食物繊維をとって熟睡感UP

食事やおやつで食物繊維をしっかりとるのも、不調を解消するポイントの一つ。細川さんは食物繊維と睡眠の関係に注目している（図20）。

「米国コロンビア大学の研究で、食物繊維を多く摂取している人は、同じ睡眠時間でも眠りが深い時間が増加することがわかっています（※19）。この研究では、脂肪や糖分を多く摂取している人は眠りが浅く、睡眠の質が低下していたと報告されています。

また、東京丸の内の働く女性を対象にした調査では、熟睡感が低い群では『精神的アップダウンがある』割合が高くなっていました。腸には睡眠に関わるホルモンに影響を与える働きがあり、現在その仕組みの解明が進んでいます。

仕組みが完全にわかっているわけではありませんが、睡眠に関わるホルモンは腸で生成されるため、食物繊維を豊富にとって腸内環境を良好にすると睡眠の質が上がり、精神的アップダウンも少なくなるといった研究報告があります」

※19：J Clin Sleep Med. 2016; 12(1): 19-24.

[図20] 食物繊維の摂取量と熟睡感や疲れとの関係

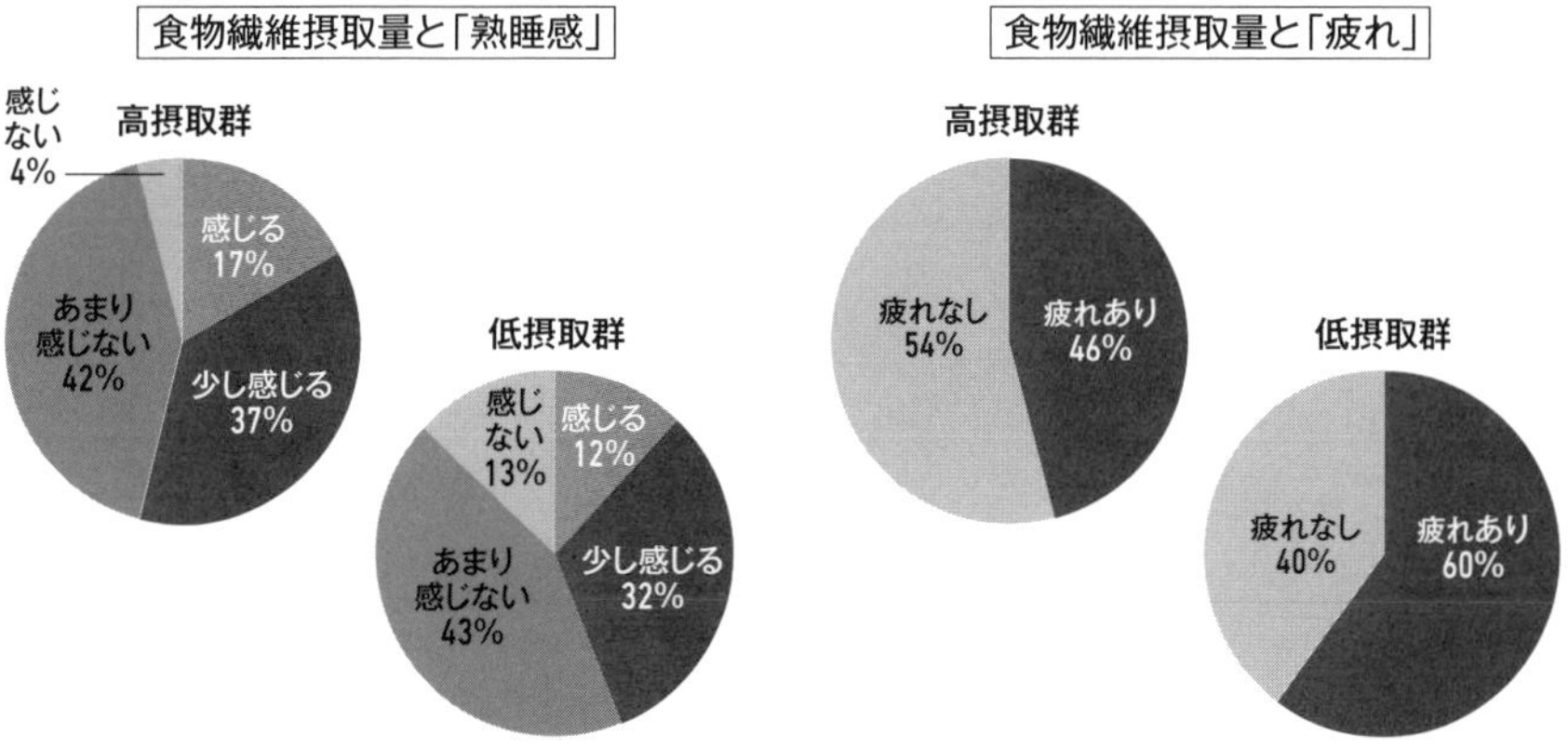

摂取量の平均値(6.8g/1000kcal)を基準に、それ以下の摂取群を「低摂取群」、それ以上を「高摂取群」とし、食物繊維摂取量と熟睡感、疲れとの関係を分析した。食物繊維を多くとる群は疲れが少なく、熟睡感を感じていた。

(出典:「まるのうち保健室報告書 働き女子白書(2016年度版)」三菱地所・ラブテリ)

とりにくい水溶性食物繊維を意識してとる

食物繊維には水に溶ける水溶性と、溶けない不溶性の2種類がある。

水溶性食物繊維は腸内をゆっくり移動して、糖質の吸収を緩やかにし血糖値の急上昇を防ぐ役割も果たしている。また、腸内細菌のエサになるのも水溶性食物繊維だ。エサを食べた腸内細菌が産生する短鎖脂肪酸という成分は、血糖値やコレステロール合成の抑制、免疫機能の調整など、全身の健康維持に大きな役割を果たすことがわかってきている。

一方の不溶性食物繊維は、胃や腸で水分を吸収して大きく膨らみ、腸のぜん動運動を促し便通をスムーズにするなどの働きがある。

水溶性食物繊維が豊富な食品は、海藻、大麦、オーツ麦など。不溶性食物繊維は、雑穀類、いも類、野菜、豆類、果物、キノコ類などに多く含まれる。

これらをバランスよくとることが大切だが、特に水溶性食物繊維はとりにくいので、意識して取り入れるようにしたい（詳しくは114ページの食物繊維の項参照）。

提案その4 夕方以降、カフェイン摂取量を減らす

もう一つ、睡眠の質に大きく関わるのがカフェインだ。

「熟睡感が低い女性は、カフェインの摂取量が高い傾向がありました。最低でも寝る3時間前、できれば6時間前からカフェイン飲料を控えたい。カフェインは、コーヒーだけではなく抹茶、玉露、紅茶などのお茶類、エナジードリンク、栄養ドリンクに含まれていることも、忘れないでほしいです」

また、不妊治療中の2319人の日本人女性を対象にした研究（※20）では、コーヒーを飲む量が多い人ほど卵巣の予備能を表すAMH（抗ミュラー管ホルモン）値が低いとの結果が出ている。「コーヒーには、子宮体がんや肝臓がんなどの病気を予防する効果が報告されており、よい面も多いのですが、将来妊娠を考えている人の場合は、卵巣機能のために過剰なカフェイン摂取は控えたほうがいいと思います」。

※20：Fertility and Sterility 2014; 102(3): e107.

提案
その5

階段を使い、電車では座らずに立つ

働く女性たちは運動不足も深刻だった。「第3期まるのうち保健室」（2016年度）の調査では、20・30代の働く女性の3割が、運動機能が低下し、寝たきり予備群であるロコモティブシンドローム（以下ロコモ）になっていた。

「働く女性の悩みで最も多い肩こり、6番目に多い腰痛も運動不足による筋力の低下と密接な関係がありますし、20・30代からロコモということは将来の介護リスクが懸念されます。ただ、内勤でデスクワークが多い女性でも、日ごろから階段を使い、電車では立つように心がけている人たちは、ロコモになっていませんでした。筋肉のもとになるたんぱく質をしっかりとり、生活の中でエレベーターやエスカレーターを使わずに階段を使うなど、普段から筋力アップに取り組む必要があります」

ラブテリは、東京丸の内の働く女性に「1日30回のスクワット」を生活に取り込むように提案したが、実施率は低かったという。ここから、運動に関しては新しい習慣を作るより、移動時の電車で立つなど、自分のいつもの生活行動の中から続けられることを探し、筋力アップを図るような方法のほうがいいといえそうだ。

提案
その6

体重・体脂肪を毎日測る。BMI19未満は要注意

「体重と体脂肪は、自分の体の状態を知るバロメーターです。体重だけでなく、体脂肪も含め、定期的にチェックする習慣をつけることが大切。女性の場合、BMIが19〜25未満、体脂肪率が19〜28％未満が健康を保つうえで理想的な体形です。

BMIが19未満の女性は、子宮内膜症発症や骨密度減少リスクが上昇し、将来不妊症や要介護者になるリスクも増加します。断食、1日1食ダイエットや単品だけの偏ったダイエットなどは、無月経や月経不順、健康を害することにつながりかねません。女性たちには偏ったダイエット情報に振り回されないようにしてほしいです」

食事やおやつの習慣を少し見直すだけでも、栄養バランスや睡眠は改善し、気分や体調がよくなるもの。そして、こうしたいい栄養習慣は、将来、その人が妊娠したいと思ったときのためにも、また、その人の生活習慣病や寝たきりの予防にもつながっていく。仕事をしながらの忙しい毎日でも、ぜひ、この6つの生活習慣は実践してほしい。

第2章

シンデレラの子孫は、病気のリスクが高い

1
〝シンデレラ妊婦〟から生まれた小さな赤ちゃんの健康リスク

本書で最も強調したいのは、若い女性のやせが、自身の健康だけでなく、次世代以降――つまり、子どもたちや孫たちの健康にも世代を超えて影響を与えることだ。この事実は、最近になってようやく日本でも専門家たちを中心に問題視されるようになってきているが、妊娠年齢の女性はもちろんのこと、社会の多くの人々にはほとんど知られていない。

そもそも、若い女性のやせがどのように、次世代の健康に影響するのか。

実は、エネルギーが不足したシンデレラ体重の女性はエネルギーだけでなく、多くの重要な栄養素が不足している。このような状態で妊娠すると、母体から十分な栄養が受けられないため、生まれる赤ちゃんの体重が小さくなりやすい。

日本では、2500g未満で生まれる「低出生体重児」の割合が1970年代以降増え始め、2005年から現在（データは2019年）まで、全体の約1割に達する状態が続いている（図21）。これは、第1章で紹介した、やせている女性の割合と同様、先進国、OECD諸国の中でも最上位に位置する。

［図21］約10人に1人が低出生体重児という日本

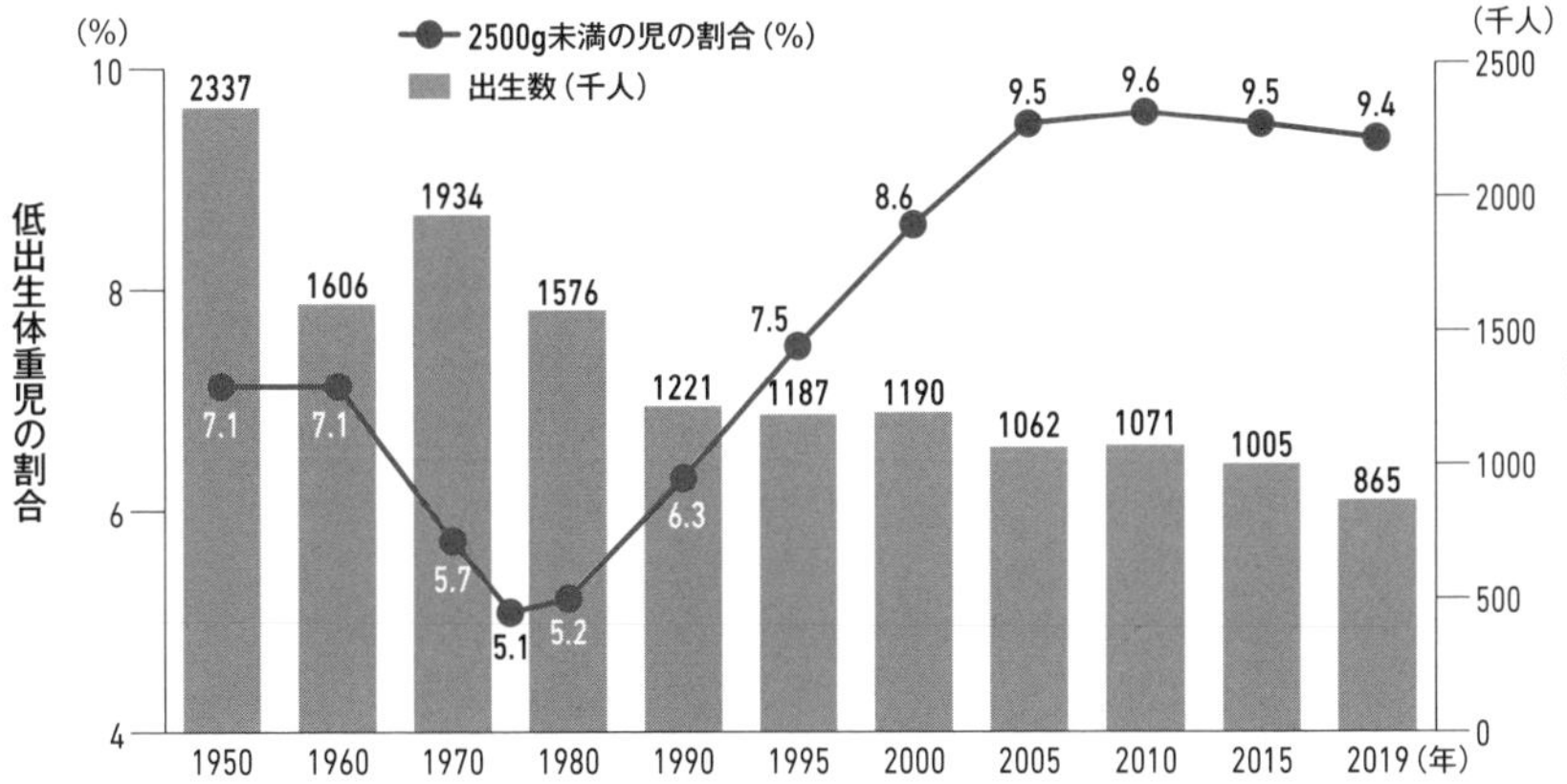

2500g未満で生まれた低出生体重児の割合は、1975年には5.1%だった。その後増加に転じ、2005年には9.5%、グラフでは省いているが翌06年に9.6%、07年に9.7%に達し、その後も9%台が続いている。
(出典:人口動態統計を基に作成)

「栄養事情のよくない国ならいざ知らず、先進国といわれている日本でこれだけ若い女性のやせと低出生体重児が多いのは、まさに異常事態。国際的にも極めて特異な状況と見られています」と産婦人科医で福島県立医科大学特任教授の福岡秀興さんは話す。

出生時の体重は、妊娠前の母体の体格に影響されることがわかっている。母体のＢＭＩが小さいほど新生児の出生体重も小さく、母体のＢＭＩが大きいほど新生児の出生体重も大きくなる傾向がある。

「最近はいわゆる〝授かり婚〟(できちゃった婚)が増えているせいもあって、やせた状態のままで妊娠する女性が多い。そして妊娠した後も、多くの妊婦が平均摂取カロリーだけを見ても必要量を大幅に下回っており、低栄養状態が続いています。こういった状況が低出生体重児増加の大きな原因になっています」と福岡さんは話す。

「小さく産んで大きく育てる」は間違いだった！

「小さく産んで大きく育てる」という言葉を聞いたことがあるかもしれない。この言葉のイメージだと、出生体重はむしろ抑えて小さく産み、生まれてから大きく育てていくことがよいこと、と捉えがちだが、「それは大変な誤解だ」と福岡さんはいう。

「もともとこの言葉は、小さな赤ちゃんを産んだお母さんを慰めるためのものでした。それに加えて妊娠糖尿病や妊娠高血圧症候群（以前は妊娠中毒症と呼ばれていた）などの合併症を防ぐには妊娠中はあまり体重を増やしてはならないという指導が一部で行われていたため、『小さく産むことがよいこと』のように誤解されて、社会に広がってしまったのです。言葉の一人歩きの怖さを端的に示しているといえます。確かに、妊娠中に極端に太りすぎると妊娠合併症のリスクは上がります。かといって母体の体重増加が不十分だと、胎児は低栄養にさらされて小さく生まれることになります。しかも、その健康への影響は将来にわたって及ぶことになるのです」（福岡さん）

小さく生まれた子は、糖尿病や高血圧になりやすい

では、小さく生まれるとどんな影響が生じるのか。

これまでの研究により、将来、生活習慣病になりやすいことがわかっている。1980〜2016

[図22] **小さく生まれると糖尿病発症のリスクが上がる**

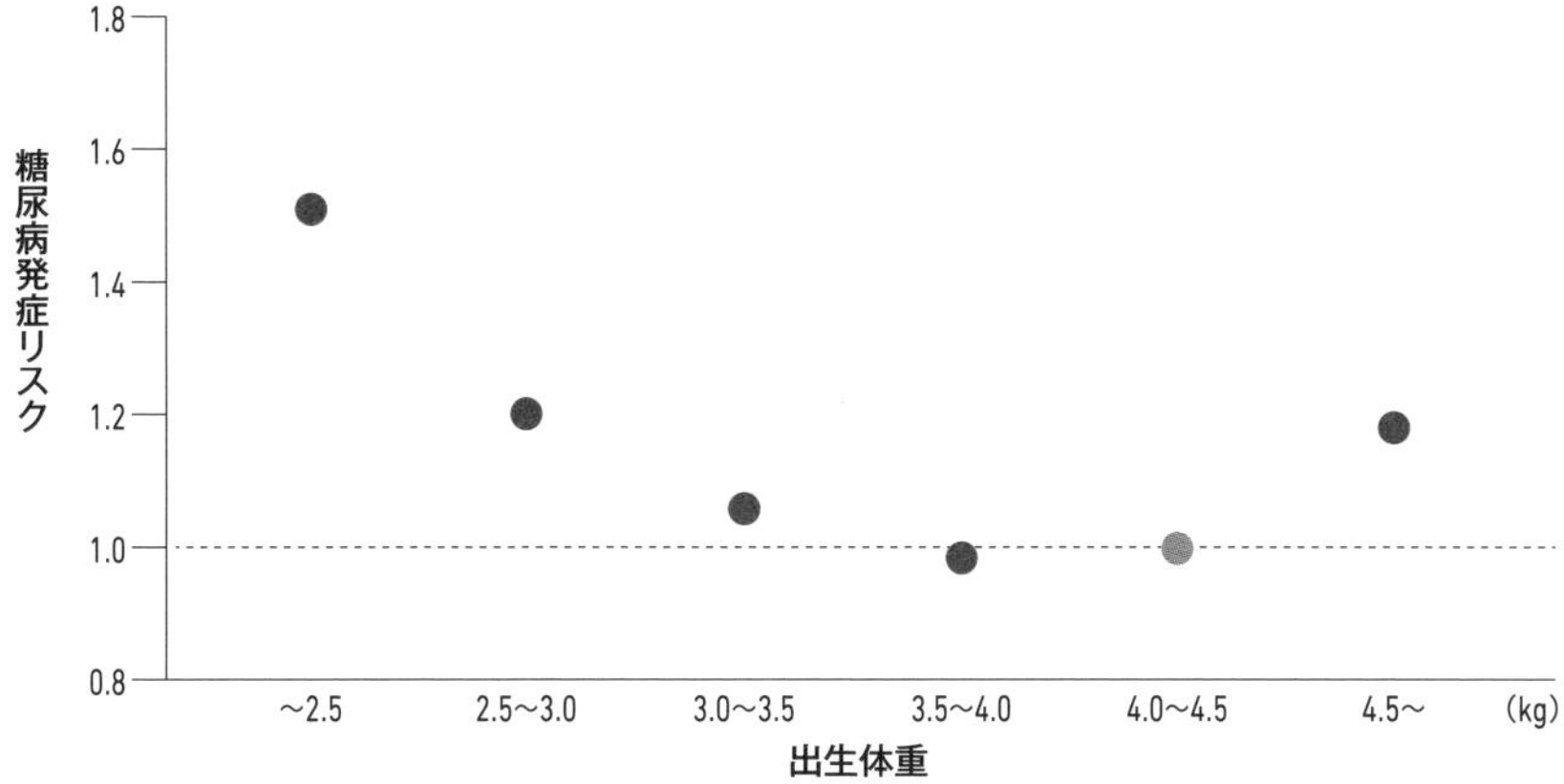

各国で実施された49の研究論文(1980~2016年)を総合的に解析(メタ解析)した結果。出生体重が小さいほど、2型糖尿病を発症するリスクが高い。出生体重が大きすぎる場合も発症リスクが上がる。
(出典:J Am Heart Assoc. 2018; 7(23): e008870.)

年までに各国で行われた49の研究を総合的に解析した結果を見ると、2型糖尿病を発症するリスクは、2500g(2・5kg)未満を筆頭に、出生体重が小さい人ほど高かった(図22)。また、2型糖尿病以外にも心血管疾患(心筋梗塞など)や高血圧でも同様の相関が認められた。

ほかにも、小さく生まれた子は脂質異常症やメタボリック症候群、慢性腎臓病(CKD)、非アルコール性脂肪肝、脳梗塞、骨粗しょう症などの発症リスクが上がるという多くの報告がある。女の子の場合は、大人になって妊娠した際に妊娠糖尿病や妊娠高血圧症候群などの合併症を起こしやすいこともわかっている(図23)。さらに身体的な病気だけでなく、学力低下との関係も指摘されているという。

［図23］**出生体重低下により発症リスクが上がると報告されている疾患の例**

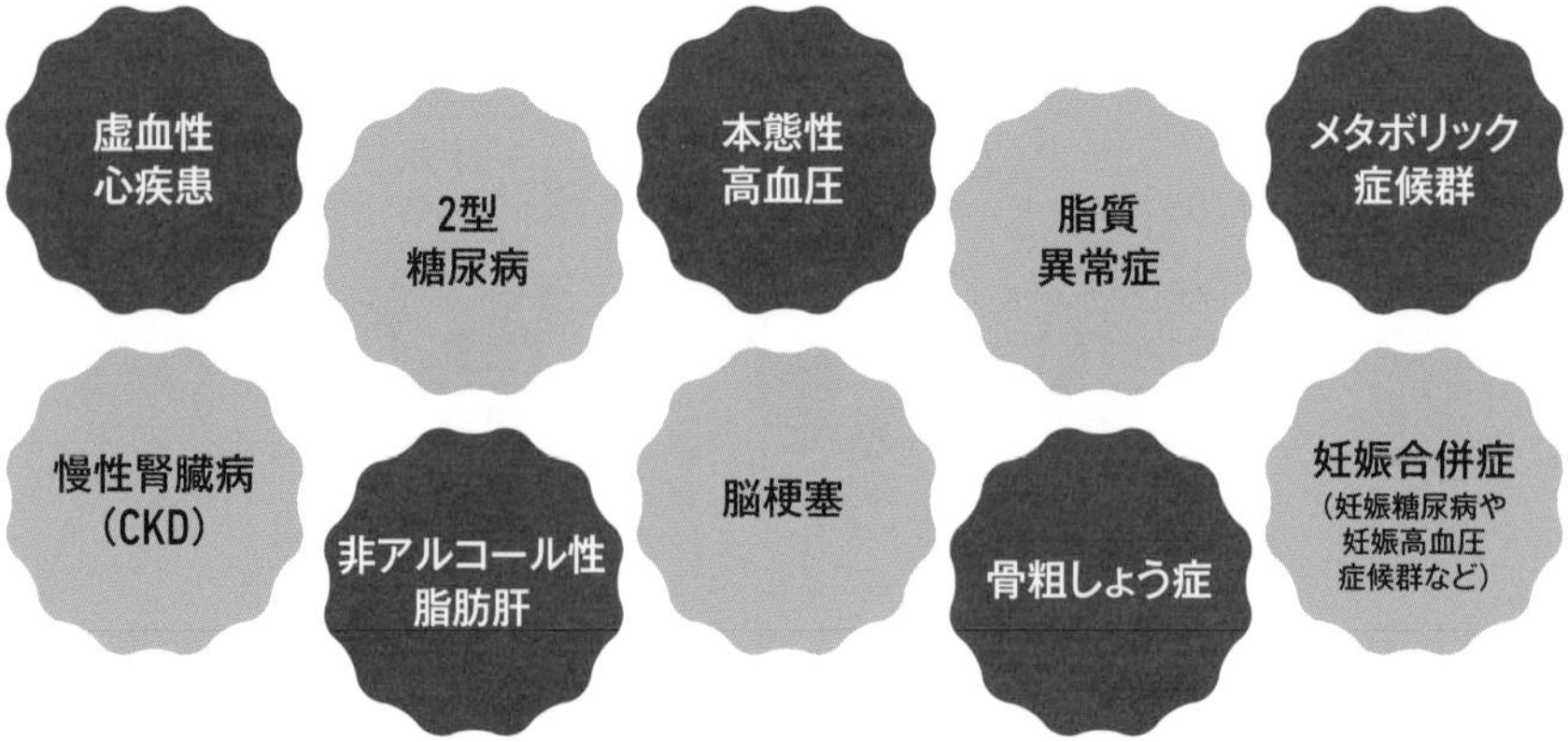
虚血性
心疾患
2型
糖尿病
本態性
高血圧
脂質
異常症
メタボリック
症候群
慢性腎臓病
（CKD）
非アルコール性
脂肪肝
脳梗塞
骨粗しょう症
妊娠合併症
（妊娠糖尿病や
妊娠高血圧
症候群など）

（福岡秀興さん作成）

低栄養の母体環境が、子の「栄養ため込み体質」を作る

もちろん、小さく生まれたら全員がそうなるというわけではなく、これらの病気を発症する確率が高くなるということだ。福岡さんは「生活習慣病などになりやすい〝体質〟を持って生まれることになる」として、次のように続ける。

「母体がやせて低栄養状態にあると、胎児は低栄養下の子宮内で育つことになります。いわば胎内環境が飢餓状態にあるということ。すると、その環境に適応して生き抜けるよう、代謝を調節するように遺伝子の働きが変化して、少ない栄養でも生き抜くことができる体質が形成されます。ところが、生まれた後では過剰な栄養や運動不足、ストレスなど、今の日本社会特有の生活が待ち受けています。少ない栄養で生きられる体質を持って生まれていますので、その影響をより強く受けることになり、結果として生活習慣病を発症しやすくなります」

このような体質を持って生まれたところに、栄養過多や運動不足、強いストレスなどという環境要因が加わることで、生活習慣病のリスクが高まっていく。つまり病気はこの2段階を経て発症するというのが、「ＤＯＨａＤ学説（Developmental Origins of Health and Disease＝ドーハッド／生活習慣病胎児期発症起源説）」（図24）だ。

１９８０年代後半に英国のデビッド・バーカー博士が、「出生体重が小さいと成人になってから心筋梗塞のリスクが高くなる」という疫学調査結果を報告。子宮内で胎児が低栄養状態にさらされるとエネルギーをため込みやすい体質に変化し、生活習慣病の発症が遺伝子にプログラミングされることになるという「胎児プログラミング仮説」を提唱し、それがＤＯＨａＤ学説へと発展した。

生活習慣病になりやすい体質は三代先まで続く⁉

「厄介なのは、そういった体質が一代限りで終わらず、世代を超えて受け継がれることです。これまでの研究によると、三代先（孫）まで続くことが判明しています。

また、この体質は、第１段階は父親の精子と母親の卵子が合体（受精）して受精卵の遺伝子が形成され、親から受け継いだ遺伝子の働きを調節する構造から児の遺伝子の働きを調節する構造に変化していきます。

[図24] **妊婦の栄養状態と遺伝子プログラムの関係**

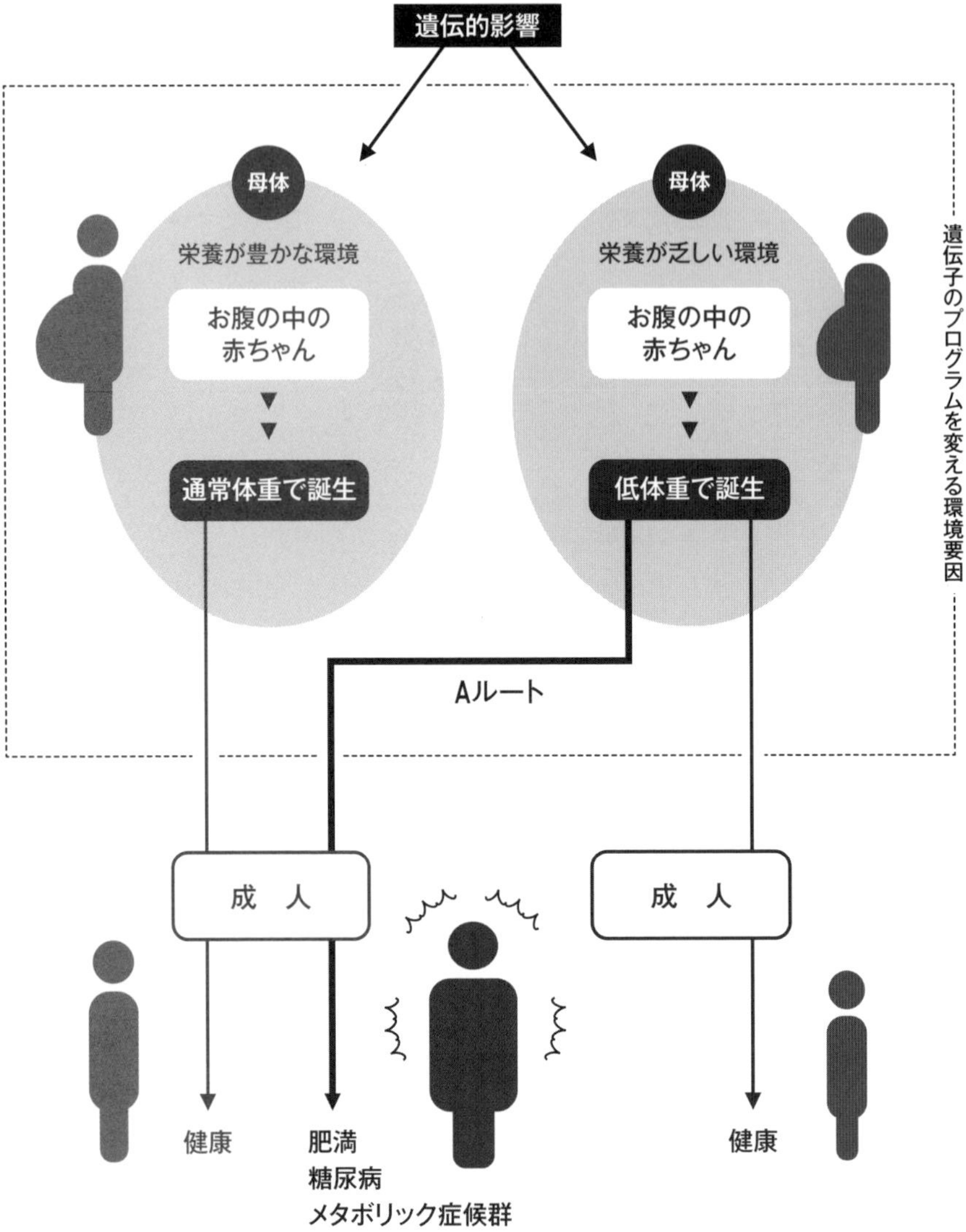

栄養が豊かな環境で育った赤ちゃんは、栄養をとり過ぎてもあまり影響を受けないような遺伝子スイッチが働き、低栄養下で育った赤ちゃんは、少ない栄養をしっかりため込む遺伝子スイッチが働く。栄養をため込みやすい体質で生まれた人が栄養過多の環境に置かれると（図中のAルート）生活習慣病を引き起こしやすくなる。（取材を基に編集部で作成）

これを『刷り込み（インプリンティング）現象』といいますが、受精からわずか2週間くらいの間に変化していきます。ところがこの期間は妊娠にはまだ気づかない時期。つまり、妊娠に気づいたときには最初の重要な変化はすでに終了しているということです。しかもこの時期の栄養は、その変化を引き起こすとても大事なものなのです。

そして、子宮内での第2段階として、妊娠中の子宮内環境の影響を受けながら体質が作られていくことになります。だからこそ、妊娠する前からしっかり栄養をとって、適正な体格を維持しておくことが重要になります」と福岡さんは強調する。

気づいたときにはすでに遅い……少々暗澹とした気持ちになるが、もちろん対処法はある。

福岡さんが、「自身の健康と次世代の健康の両方を守るために、いつか親になりたいと思っている人に実践してほしい」と語る3つの対処法は次のページの【Tips】で紹介する。

とはいえ、小さく生まれてしまったらどうしたらいいのか。その対策も少しずつ明らかになってきている。小さく生まれた赤ちゃんを元気に育てるための心得は、「識者に聞く2」（97ページ）で詳しく紹介する。

Tips

「DOHaD」を踏まえ、自分自身と子どもの健康を守るための3つの対処法

① 妊娠出産を望む女性は「やせない体」作りを！

第1章で紹介したように、やせて栄養が足りない状態は、当の女性にさまざまな不調を招く。疲れやすく、仕事などの生産性も落ちがち。また月経が止まったり、妊娠しにくくなったりすることも。骨が弱くなって、将来、骨粗しょう症になったり、寝たきりになったりするリスクも高まる。やせの代償は大きい。

「BMIだと22を中心にして、その前後の20～23くらいが、最も健康で妊娠しやすく、かつ胎児にとってもよい体格といえます。妊娠出産を考えている女性はこのくらいをキープするよう、日ごろからしっかり栄養をとってほしい」（福岡秀興さん、以下本Tips内「　」同）

② 妊娠中も十分に栄養をとる

『日本人の食事摂取基準（2020年版）』では、普通の運動量（活動レベルII）の20代女性の場合、1日の推定エネルギー必要量は2000kcalで、さらに妊娠中は初期で50kcal、中期で250kcal、後期で450kcalを上乗せする必要があるとされる。しかし、実際には十分量をとれていない人が多い。

「妊婦さんのなかにはとっているエネルギーが妊娠していないときの推定エネルギー必要量にも満たない例があり、妊婦の低栄養は深刻な問題です。妊娠中は初期、中期、後期と段階に応じて必要十分な栄養をバランスよくとることが何より重要。もしも、やせたままで妊娠した場合は、通常体重の人以上に栄養をしっかりとり、妊娠中に12kg程度は体重を増やすようにしてほしい」（妊娠中の体重増加に関しては、88ページも参照）

③ 自分の出生体重を知って、それに応じた健康管理を

自分が生まれたときの体重は何グラムだったか、早産であったか満期であったか――。「それを知っておくと、一生の健康管理ができます。ぜひ親御さんに聞いたり、母子手帳を見たりして確認してみてください」と福岡さんは呼びかける。実は、男性のほうが小さく生まれた影響を受けやすいという。生活習慣病は女性より男性のほうが早く発症しやすいが、そこには性差も関係しているらしい。

「出生体重は女性だけの問題ではなく、男性の問題でもあります。もし出生時の体重が小さかった場合は、病気になりやすい体質を持っているということ。それを知っておけば、生活習慣に気をつけたり、健康診断を受けたりして予防に努めることができます」

健康管理は生まれたときから切れ目なく、が理想的ということだ。

Column

世界の飢餓が〝発見〟した妊婦の栄養不良と健康の関係

国際的に「妊娠中の栄養不良」が注目を集めたのは、第2次世界大戦中の「オランダの飢餓の冬」後の追跡調査により、健康へのさまざまな悪影響がわかってきたからだ。

オランダでは、１９４４〜45年にかけての5〜6カ月間、ナチスドイツが食料の補給路を遮断したために、平均総摂取エネルギーが最低約６００kcalにまで落ち込む大飢饉《ききん》が起こり、1万〜2万人が餓死した。飢餓の冬の間に胎児だった子どもの出生体重は、その前後に生まれた子より平均で２００g下回り、低出生体重児が増加した。彼らはその後、統合失調症や心筋梗塞、糖尿病、高血圧、メタボリック症候群を発症しやすく、腎機能や認知機能の低下を起こす割合も高いことが確認されている。

１９４１〜44年の2年4カ月間に約１５０万人の死亡者を出したというロシアのレニングラード（現・サンクトペテルブルク）包囲による飢餓でも、高血圧、心疾患などが増加した。約３０００万人が亡くなったとされる１９５８〜61年の中国大躍進政策による飢饉の影響を調べた研究では、後に高血圧や心臓病、精神疾患、認知機能障害などが増えるという結果が出ている。

もう一つ大きな懸念点は、胎児のときにお母さんが低栄養だったり、身体的・精神的ストレスが強かったりすると、子どもの認知機能、知能にまで影響が出る可能性があると指摘されていることだ。

オランダや中国の飢餓の追跡調査や、英国で戦後実施された調査からは、低出生体重児は歳を取ってから早く認知機能が低下して認知症を発症する傾向にあることや、低出生体重児に若いときから認知機能が低い人が多い傾向にあること、神経発達スコアが低いという報告もある。

もちろんこれはあくまでも傾向であり、低体重で生まれたからといって必ずしもこうしたリスクを負うとは限らない（詳しくは次項参照）。

2

子どもの発達障害と母体の栄養に関係はあるのか

赤ちゃんが小さく生まれることとの関連が指摘されている疾病の中に、発達障害など脳の発達異常が挙げられることも少なくない。とても気になるポイントだが、親の栄養などの環境と胎児の脳の発達障害との関連については、いまだ明確な答えは見つかっていないようだ。

「発達障害」のうち「自閉スペクトラム症（ＡＳＤ）」、「注意欠如・多動症（ＡＤＨＤ）」、「限局性学習症（ＳＬＤ）・学習障害（ＬＤ）」の３つの頻度が高く、重要だ。このうち、胎児期に母体内で低栄養状態に置かれることが生後の脳の発達に悪影響をもたらす可能性があると指摘を受けているのは、主にＡＳＤとＡＤＨＤだという。

出生体重が軽くなるほど自閉スペクトラム症の発症リスクは上がる

自閉スペクトラム症に関して、出生体重の小ささとの関連で大規模な調査データがあるのは、フィンランドと米国だ。

「フィンランドの研究は、全国民の病院退院記録を登録した台帳を利用しているので、信頼性が高い。出生体重2500～3999gのグループを1としたときに、1500～2499gの中レベルの低出生体重児のグループの自閉スペクトラム症が発症するリスク（オッズ比）が1・57、1500g以下のグループでは3・05で、出生体重の重さに明らかに関連があります（※21）。米国のデータでは、2500g以下のグループで自閉スペクトラム症が発症する割合は2・3倍でした（※22）」と、日本のDOHaD（ドーハッド、詳しくは79ページ参照）と脳の発達の関係に詳しい浜松医科大学子どものこころの発達研究センター特任教授の土屋賢治さんは解説する。

ただし、15報の研究をレビューした論文によると、低出生体重児が自閉症に「関連あり」という結果になったのは7報、残りの8報は「関係なし」だった。これらをまとめて、総合的に発症するリスクを計算すると1・63倍になった（※23）。「研究ごとに相当バラつきがあることを知っておくべきです」と土屋さんはクギを刺す。

とはいえ専門家の間では、出生体重と自閉スペクトラム症にはある程度の関連性があり、出生体重が軽くなるほどにその発症リスクが上がると認識されているという。

「ADHDについても自閉スペクトラム症とほぼ同じようなことがいわれており、低出生体重の程度が強ければ強いほどADHDの症状が強いという関連性も見つかっています」（土屋さん、以下本項「」内すべて同）

ただし、これまでの研究からいえるのは、「低出生体重は発達障害の危険因子になってはいるが、それが原因の一つだと断定することはできない」ということだ。「なぜなら、すべての症例に共通して見られていないからです。もし、低出生体重が発症に欠かせない原因の一つであれば、低出生体重でない赤ちゃんから自閉スペクトラム症が発症することはあり得ませんが、そういうわけではありません」。

一方で、低出生体重が自閉スペクトラム症、ADHDのほかにも、統合失調症、思春期のうつなどの「危険因子」になることは、多くの研究からわかってきているという。

「低出生体重の影響は、自閉スペクトラム症や統合失調症といった特定の疾患に限定されるのではなく、脳そのものに及んでいるとみるのが適切かもしれません。低出生体重によって脳の容量が小さくなることは、MRIなどの検査からわかっています。灰白質量や海馬が小さくなる、また、プルキンエ細胞という小脳の特定の細胞が少なくなるといった研究もあります」

※21：J Pediatr. 2012; 161(5): 830-836.
※22：Pediatrics. 2008; 121(6): 1155-1164.
※23：Pediatrics. 2011; 128(2): 344-355.

妊娠中の葉酸やn-3系脂肪酸の摂取は、発達障害リスクを減らす

では、妊娠中のお母さんの体重増加と、赤ちゃんの脳の発達についてはどこまでわかっているのか。土屋さんは次のように解説する。

「お母さんの妊娠中の体重増加に関しての一番大きな研究は、スウェーデンにおける1984〜2007

年の13年間に生まれた約33万人のデータです（※24）。スウェーデンの妊婦さんの体重増加は日本と比べて大きく、妊娠中の平均的な増加体重は14kgであるとわかっています。

これを基準にして、多い人、少ない人で子どもの自閉スペクトラム症の発症リスクを見たところ、多い人、少ない人どちらもリスクが高くなりました。これが意味するのは、おそらく、母体の体重増加が少ないと、低出生体重と同じようなメカニズムによって脳の発達で何か異常が起こり、逆に肥満になると、別のメカニズムで何か異常が起こるということ。例えば、食欲に関連するホルモンであるレプチンが悪さをするとか、妊娠中の食事の量や内容が遺伝子の働き方を変える（遺伝子修飾＝DNAメチル化）ように作用させやすくするといったようなことが考えられるわけです」

胎児期の栄養については、いくつかデータがあるという。

「妊娠中の胎児期の栄養が自閉症発症リスクに関係するかについては、比較的安定したデータとして紹介してもよいものの中に、ノルウェーの出生コホートで『葉酸を妊娠中にのんだお母さんから生まれてくる子どもたちは、自閉スペクトラム症の発症リスクは低い』というものがあります。また、米国でも『お母さんのn-3系脂肪酸の摂取が少ないと、自閉スペクトラム症の発症リスクが高くなる』という研究があります」

※24：Int J Epidemiol. 2015; 44(3): 870-883.

3

科学誌「サイエンス」が警告。「やせ妊婦と日本人の身長低下」の関係

「やせている日本人妊婦が未来に与える影響は大きい――」。2018年8月、世界的に権威のある米国科学誌「Science（サイエンス）」に、こんなショッキングな見出しが躍った。

この記事は、国立成育医療研究センター社会医学研究部部長の森崎菜穂さんらの研究「低出生体重児出生率と平均身長との関係」の結果を紹介し、日本人の平均身長が縮んでいることと、小さく生まれる赤ちゃん（出生体重2500g未満）が日本で増えていることには相関があり、日本の女性にやせ志向が強いことが、国の将来に与える影響について報じたものだった。

身長が低いと心筋梗塞や早産のリスクが上がる

多くの人は「意外」と感じるかもしれないが、実はこの40年間、日本人の成人の平均身長は縮み続けている。

図25を見てほしい。日本人成人の平均身長は戦後伸び続け、1978～79年生まれでは男性171・5

［図25］**出生年度別低出生体重児の割合と成人後の平均身長の推移**

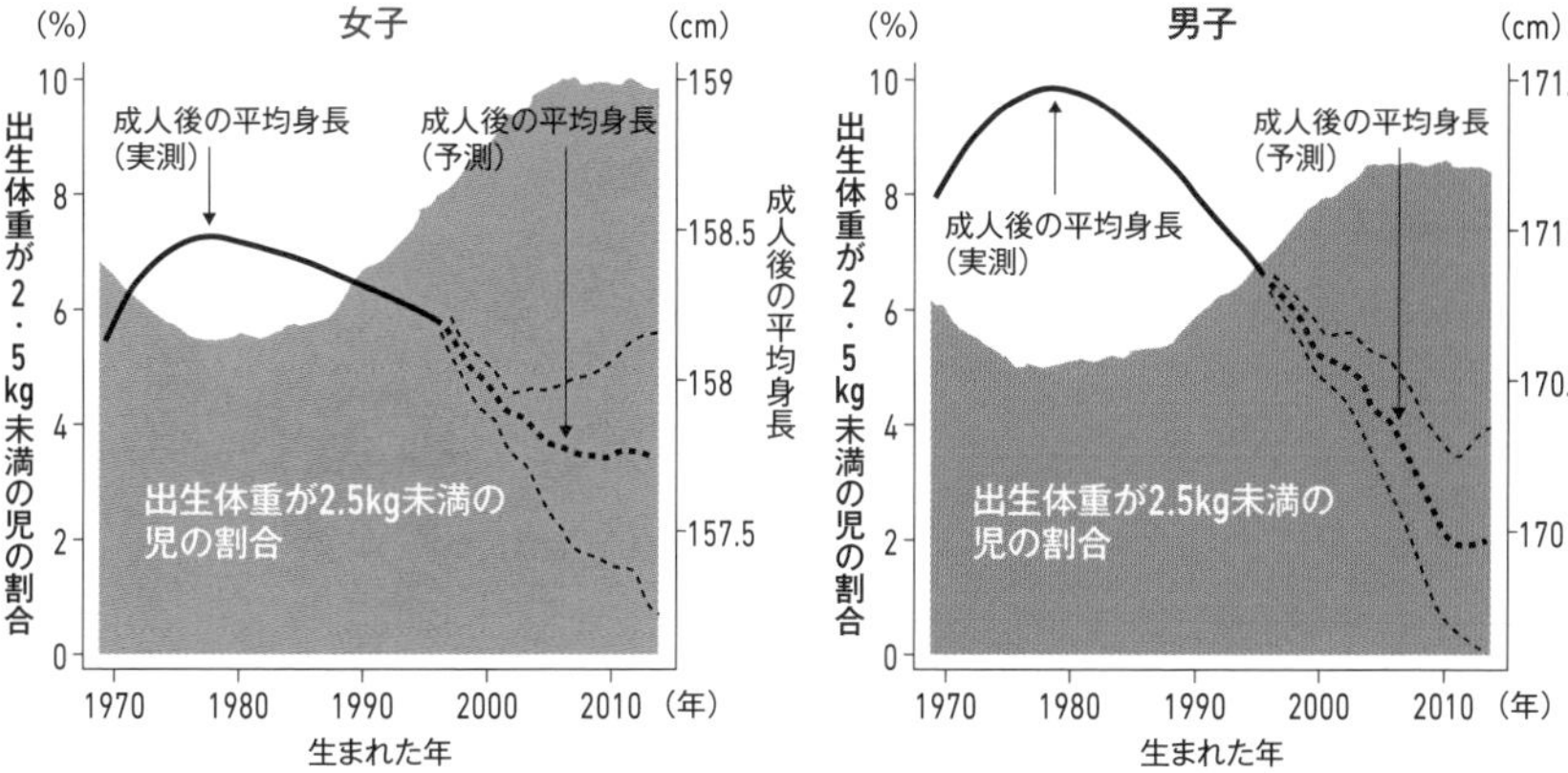

森崎さんらの研究グループが、79の全国・地域コホート（314万5521人）のデータから1969～96年に生まれた18歳以上の成人後身長の平均年次推移を男女別に解析。低出生体重児の割合は、人口動態統計（1969～2014年）より抽出（1997年以降の点線は予測値）。

（出典：J Epidemiol Community Health. 2017; 71(10): 1014-1018.）

cm、女性158・5cmだったが、ここをピークに1980年生まれの人からは低下してきている。2014年に生まれた子どもが成人になったときの平均身長は、1978～79年生まれの人より男性で1・5cm、女性で0・6cm低くなると予測されるという。

また、1980年は、日本で出生体重2500g未満の赤ちゃん、すなわち低出生体重児が増え始めた年。1975年に5・1%だった低出生体重児の割合は、80年5・2%、2007年には9・7%（男児8・5%、女児10・6%）と2倍近くに増え、そのままほぼ横ばいで高止まりしている。

「身長の約8割は遺伝によって決まりますが、残りの約2割は栄養状態や健康状態など、幼少時の生活環境に影響を受けます。早産や胎児発育不良で低出生体重児として生まれた子は、成人になったときの身長が低くなりやすいことが国内外の研究で示されており、日本人の平均身長が低下しているのは、低出生体重児が増加したことが影響していると考えられます」と森崎さん。

幼少期の栄養状態や健康状態によって身長が伸び悩むと、成人後の健康にも影響を与えかねないのだという。

身長が低いと、高血圧、心筋梗塞や脳梗塞を発症するリスクが一般よりも高く、また、お母さんが低身長の場合、早産や妊娠中の合併症が増えやすいということも国内外の複数の研究からわかっている。そして、そのようなお母さんの妊娠中に合併症が起こった場合、赤ちゃんがお腹の中で十分育たず、また低出生体重児になってしまうという悪循環に陥りかねない。

一度小さく生まれると、数世代先まで生活習慣病のリスクが高まるというのは、こうした循環の連鎖からきていると考えられるわけだ。

やせ過ぎ女性の妊娠中の理想的な体重増加量は12kg以上

では、もともとやせている女性はどのように体重を管理すればいいのだろう。

「もともとやせていたとしても、妊娠中にしっかり栄養をとって体重を増やせば、適切な体重の赤ちゃんが生まれる確率は高まります。私たちが日本産科婦人科学会周産期登録データベース（2005～11年）を用いて10万4070人の妊婦さんのデータを解析した結果（※25）では、やせ過ぎの妊婦さんの理想的な体重増加量は12・2kgでした。この数字は、低出生体重児や巨大児（出生体重4000g以上）の出産、早産、帝王切開などの分娩困難、妊娠高血圧症候群など複合的なリスクが最も低くなった値です」と森崎さん。

森崎さんは、日本人の女性は、妊娠中の体重増加推奨量を厳格に守る傾向があることを考慮すべきだという。「妊娠前にＢＭＩが18・5未満の女性たちは、おそらく、ダイエットや体重制限が得意な人たちですから、例えば、妊娠中の体重増加推奨量が９～12㎏と指導されると、下限の９㎏を目指す可能性があります。でもそこまで抑えてしまうと、もともとやせていますから、早産になったり低出生体重児を出産したりするリスクが高まることもあり得ます。この点が心配です」（森崎さん）。

※25：日本産科婦人科学会周産期登録データベース（２００５～11年）を用いて10万４０７０人の妊婦のデータを解析。対象は、高血圧・糖尿病などの内科・精神科疾患の合併のない、妊娠前のＢＭＩが17～27・４で在胎28週以降に出産した（双子以上は除く）初産婦。（データ：J Epidemiol. 2017; 27(10): 492-498.）

ところで、森崎さんらがハーバード大学の研究グループと協力して、米国で２００９～12年に生まれた１０６３万８４１５人（両親が日本人の赤ちゃん６１７１人を含む）の母親の妊娠前の体格と出生体重を分析したところ、興味深いことがわかった。

この調査の結果、平均出生体重が最も少なかったのが日本人の赤ちゃん（３０９３ｇ）で（図26）、最も大きかったのはサモア人の赤ちゃん（３５０７ｇ）だった。

［図26］**人種別の正期産児の平均出生体重**

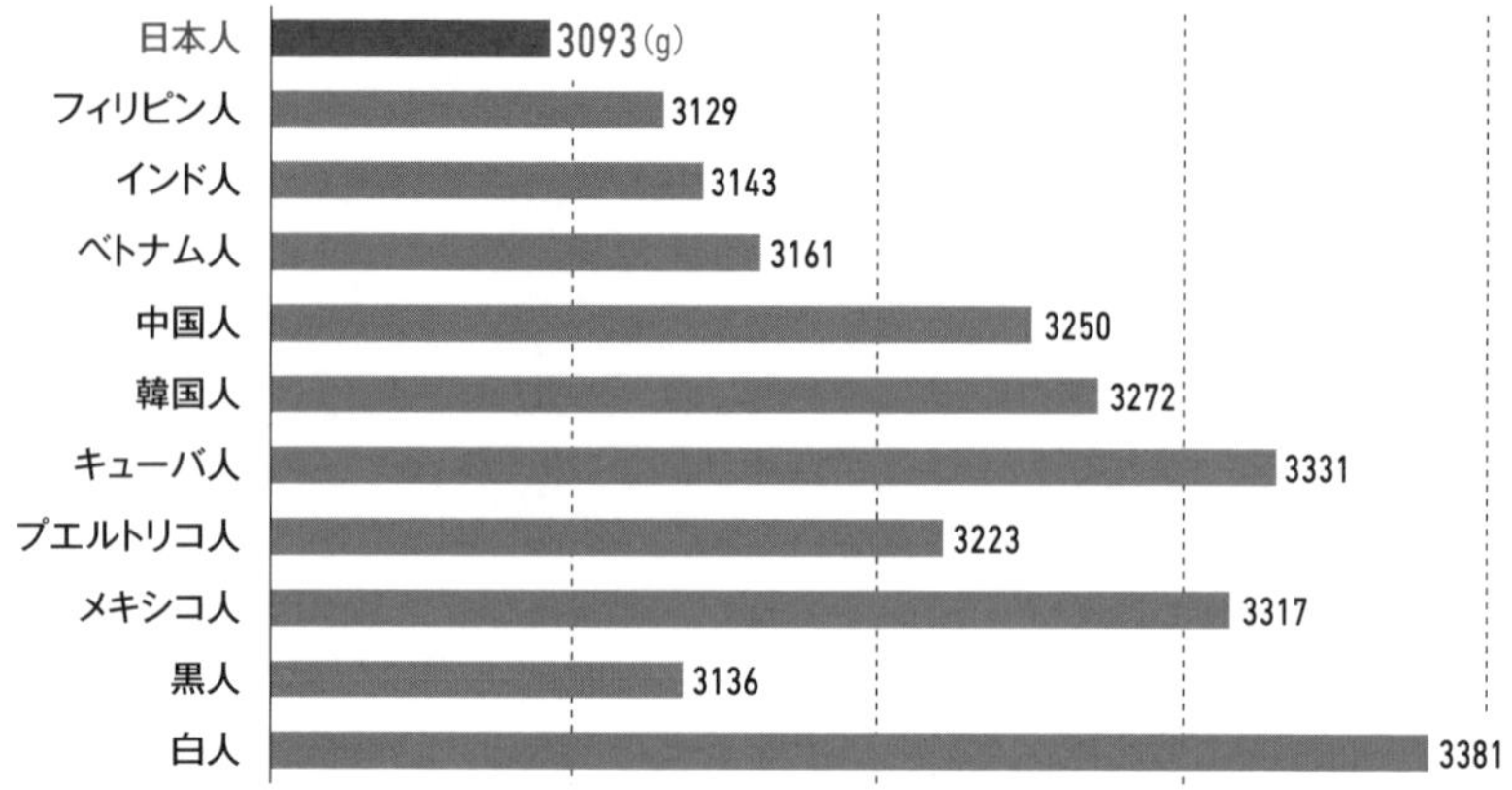

出生票情報を解析し、2009〜2012年に米国で生まれた1063万8415児の人種別の平均出生体重を比較した。

（出典：Sci Rep. 2017; 7: 46657.より一部引用）

　また、日本人以外の妊婦の体格（ＢＭＩ）別の体重増加量は、日本人と体格が似ている中国人や韓国人を含めてほぼ同じだったのに対し、日本人のやせ型（ＢＭＩ18・5未満）と標準体形（ＢＭＩ18・5〜24・9）の妊婦さんの体重増加量は明らかに少なく、赤ちゃんも小さく生まれていたという（図27）。

　さらに、日本人女性と白人女性の赤ちゃんだけを比較し、父親の人種を考慮して分析したところ、赤ちゃんの出生体重の差はお母さんの体格と妊娠中の体重増加量が影響していることがわかった。

　つまり、日本人の赤ちゃんに小さい傾向があるのは、人種や遺伝的な要因ではないということ。日本人の妊婦の体格が大きくなり、特にＢＭＩのやせ型や標準体形の妊婦の妊娠中の体重が増えれば、赤ちゃんの出生体重も大きくなると予想できるという。

［図27］**母親の人種・体格別の妊娠中平均体重増加量**

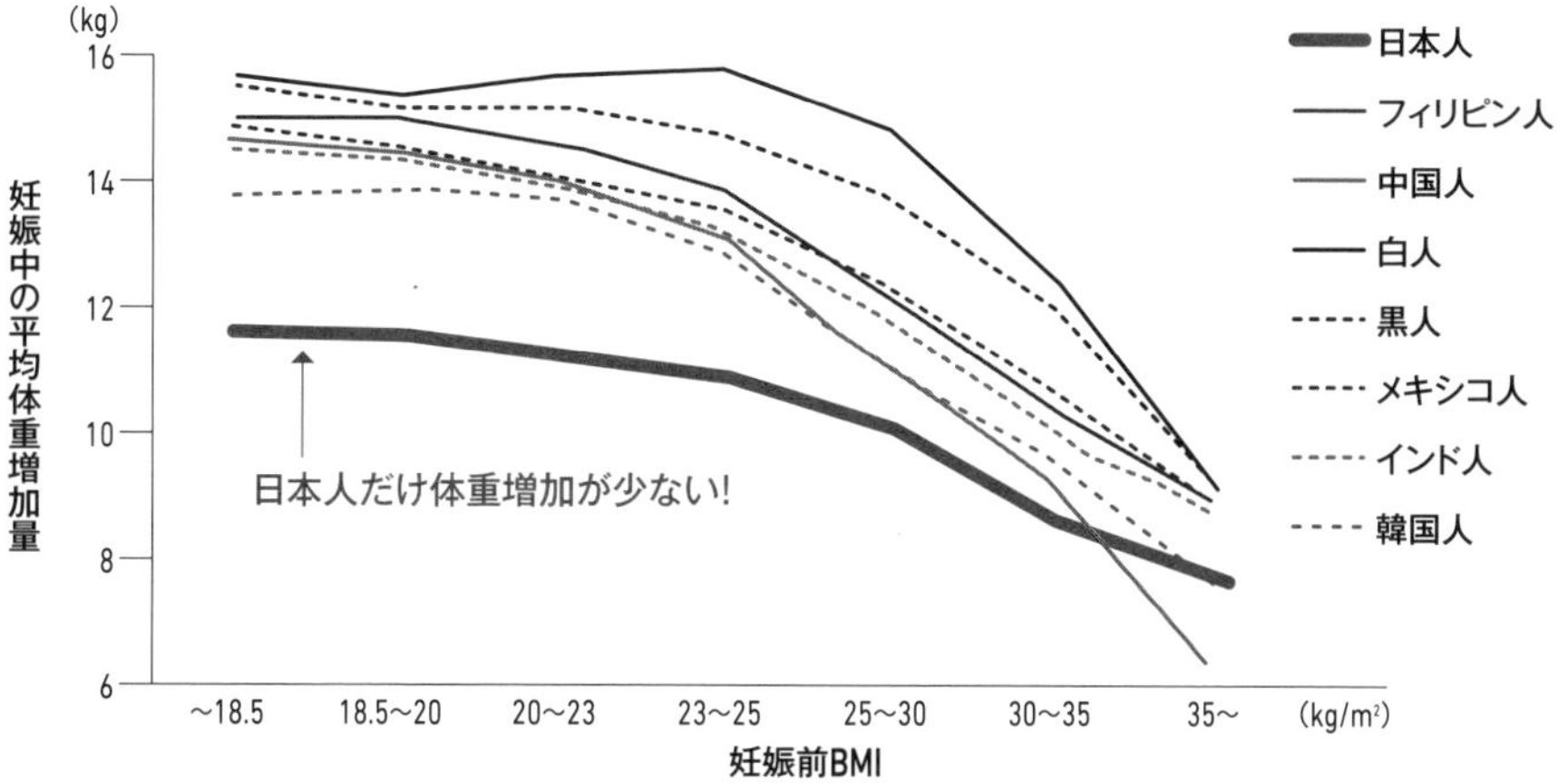

日本人のやせ型、標準体形の妊婦は、米国で出産時にも厳格に体重制限をしていた。特にBMI23未満の妊婦で体重増加が少ない。

（出典：Sci Rep. 2017; 7: 46657.より一部引用）

日本産科婦人科学会が妊婦の体重増加の目安数値を引き上げ

では、妊娠前の体形別に見て、妊娠中の理想的な体重増加量はどのくらいなのだろう。

実は、前出の森崎さんらの研究や、サイエンス誌の記事が後押しした形となり、２０２１年３月に、日本の妊婦の体重増加の目安が新しくなり、これまでより「体重を増やしていい」という方向に変わった。

日本産科婦人科学会が、１９９７年に掲げた望ましい妊婦の体重増加量の目安数値を撤回し、新たな「妊娠中の体重増加指導の目安」を示したのだ。それによると、妊娠前にＢＭＩ18・5未満の低体重（やせ）だった妊婦には妊娠中に12～15kg、ＢＭＩ18・5～25未満の普通体重（標準体重）の人は10～13kg、ＢＭＩ25～30未満の肥満（1度）の人は、7～10kgを目安に体重を増やすことになる。

注目したいのは、これまで日本産科婦人科学会と微妙に異なる数値を「健やか親子21」の中で掲げていた厚生労働省も、この「妊娠中の体重増加指導の目安」の数値を21年3月末から採用した点（図28）。日本の妊産婦の健康指導に関わる機関の足並みが揃ったことで、今後、妊婦の体重管理はスムーズに新しい指導方針に移行するだろう。

ちなみに、新しい目安数値は、日本産科婦人科学会の専攻医指導施設などで15～17年に出産した妊婦約42万人のデータを基に、低出生体重児の出産、早産、緊急帝王切開、妊娠高血圧症候群の発症、巨大児の出産など、妊婦と赤ちゃんにとって妊娠・出産のリスクになる周産期の事象の発生率が最も低くなった体重増加数値を、妊娠前の体格別に算出し、前後3kgの幅を持たせたもの。どの周産期事象に重きを置くかについても、日本産婦人科医会に所属する分娩取扱施設にアンケートを取り、616施設から得られた回答結果を反映させるなど、できる限り科学的に、客観的に算出したという。

体形の戻りを気にした体重管理。してもしなくても1年後の差はわずか

このように、妊婦の体重増加の目安が「もっと太ってもいい」という方向に変わったことは、日本の低出生体重児を減らすために大切なステップだ。しかし心配はこれだけでは終わらない。

そもそも「やせ信仰」が強い日本では、多くの妊婦が産後に元の体形に戻すのが大変だからと、妊娠中に体重が増えすぎないように管理をしている現実があるからだ。実際、国立成育医療研究センターの研究チームが妊婦に妊娠中に体重制限をした理由を聞いたところ、ほとんどの人が安産や体形を

［図28］妊娠中の体重増加の目安が新しくなった

従来の妊婦の体重増加の指標（推奨値）

日本産科婦人科学会（1997年、現在は撤回）		厚生労働省「健やか親子21」（2006年、現在は撤回）	
妊娠前のBMI	望ましい体重増加量	妊娠前のBMI	望ましい体重増加量
18未満	**10～12**kg	**18.5**未満	**9～12**kg
18～24	**7～10**kg	**18.5～25**未満	**7～12**kg
24超	**5～7**kg	**25**以上	個別対応

↓

21年3月に新しく示された妊娠中の体重増加指導の目安

妊娠前の体格（BMI）		体重増加量指導の目安
低体重（やせ）	**18.5**未満	**12～15**kg
普通体重	**18.5**以上 **25.0**未満	**10～13**kg
肥満（1度）	**25.0**以上 **30.0**未満	**7～10**kg
肥満（2度以上）	**30.0**以上	個別対応（上限5kgまでが目安）

（出典：日本産婦人科学会、厚生労働省）

戻しやすくするためだと答えたという。

しかし、体形を早く戻すために体重制限をすることは母子両方のために望ましくはない。「実は母乳を飲ませれば、体形は比較的簡単に元に戻ります。お母さんがやせ過ぎだと母乳も出にくくなるので、産後は少しふっくらしているくらいのほうが、赤ちゃんのためにもいいのです」と森崎さん。

また、同センターで、やせ型と標準体形の妊婦の産後1年の体重を調査したところ、妊娠中の体重増加量を頑張って抑えた人と抑えなかった人は、お産の直前には体重が数キロ違っていたのに、1年後にはその差はわずか数百グラムと、似たような体形に戻っていたという(※26)。

頑張って体重を抑えて出産しても、そうでない人と比べて1年後の体形に違いがほぼないということは、多くの妊婦に伝えたいポイントだ。

もともとやせている妊婦の場合は、体重を制限し過ぎることが早産や低出生体重児出産のリスクにつながる。だから、妊娠中は適切な栄養を補給し、体重もきちんと増やして、出産後も慌てて体形を戻そうとはせず、子育てを楽しんでほしい。

※26：国立成育医療研究センターで2010年5月～13年11月に出産したやせ型と標準体形の妊婦さん1691人（初産婦）の妊娠中の体重変化と体重制限をした理由、体重制限と低出生体重児出産リスクや妊娠合併症との関連、産後1年の体重などを調査。妊娠中の体重増加量が9kg未満でも12kg以上でも、ほぼ妊娠前の体重に戻っていた。（データ：Sci Rep. 2018; 8(1): 11574.）

識者に聞く 2

低出生体重児を元気に育てる3つの処方箋

福島県立医科大学
特任教授
福岡秀興さん

第2章では、低出生体重児として生まれた赤ちゃんの将来の健康リスクについて述べてきたが、いざ、生まれた赤ちゃんが小さくても、両親は心配しすぎないでほしい。少しずつ研究が進み、親、医師、保健師、助産師ができる対策もわかってきている。そこで、小さく生まれた赤ちゃんを、元気に健康に育てる3つのポイントを、この分野の第一人者、福島県立医科大学特任教授で産婦人科医の福岡秀興さんに聞いた。

処方箋その1

スキンシップでストレスと耐糖能異常を軽減

「今わかってきている対処法の1つは、スキンシップです。そのいい機会になるのが母乳育児。しかし、人工乳育児の場合も、心配は不要です。折に触れ、とにかく赤ちゃんを抱きしめて肌と肌とのスキンシップをしてあげることが大切なのです」と福岡秀興さん（以下本項「　」内すべて同）。

「スキンシップをすると、お母さんの脳から分泌されるオキシトシンという愛情ホルモンの分泌が高まります。また動物実験ですが、スキンシップを積極的に行う母ラットに育てられた赤ちゃんラットはストレスに強く、寿命も長く、糖尿病になりにくいことが知られています。

積極的なスキンシップにより、記憶中枢である脳の海馬ではストレスホルモンであるグルココルチコイドの受容体（レセプター）の発現量が多くなります。強いストレスを受けてもストレスホルモンが過剰に分泌されず、ストレスに対する抵抗性が高まるのです（※27）。つまり、ストレスに強い子になるというわけです。

また、小さく生まれた赤ちゃんは、将来、糖尿病になりやすいことがわかっています。このストレスホルモンは血糖値を上昇させる作用がありますが、ストレスを受けてもストレスホルモンが過剰に分泌されなければ、高血糖になるリスクも軽減すると考えられます。米国ではスキンシップ教室が盛んに行われていますが、このような理由によるものです」

低出生体重児の多くは、お母さんのお腹の中にいるときに栄養が少ない状態で育ったため、少ない栄養量でも生き抜くことができる体質に変わるとされる。そのために、普通の体重で生まれた子と同じ栄養量でも肥満になりやすく、その結果、生活習慣病のリスクも高まる。しかし、小さく生まれても、生まれた直後からお母さんが積極的にスキンシップをして育てれば、ストレスに強くなり、糖尿病などの生活習慣病になるリスクを減らせる可能性が高まるという。

※27：Science. 1997; 277(5332): 1659-1662.

処方箋その2　成長曲線で、体重の急増と成長障害を早期発見

「2つ目は、『身長と体重』（図29）および『BMI』（図30）の2種類の成長曲線チャートで、身長や体

重が標準の成長曲線の範囲内にあり、かつ、各パーセンタイル曲線の範囲内から大きく外れていないか、チェックすることです。

小さく生まれた赤ちゃんの場合、急激に体重が増えると生活習慣病になるリスクが高まります。逆に体重の増え方が少ない場合も注意が必要です。それらが成長曲線チャートを利用することで早く見つけられ、早め早めに対応できるようになるのです。

乳幼児健診、学校健診のたびに身長と体重を成長曲線チャートに記入して、チェックしていくことです。体重・身長発育が各パーセンタイル範囲内を上回って大きくなったり、下回ったりする場合は小児科を受診することをお勧めします」

また、小さく生まれた場合、身長が順調に発育していかず、身長が低くなる可能性もある。

「低身長の場合には、多くが治療可能です。身長の成長曲線チャートをつけて、身長の伸びが必ずしも順調でない場合には成長障害の可能性があるので、早めに小児科を受診し、必要な場合は小児内分泌の専門医を紹介してもらうとよいでしょう。また、思春期に見られることが多い体重増加の停止や体重減少を起こす摂食障害の早期発見にもこのチェック方法は有効です。これらはいずれも早期に診断して治療することが大事です」

なお、成長曲線チャートのシートは、個人で使用の場合は日本小児内分泌学会のサイト（http://jspe.umin.jp/medical/chart_dl.html）からダウンロードできる。

また、日本小児内分泌学会所属の専門医、評議員が成長障害の治療を行っている医療機関は、同学

[図29] 各曲線の範囲を大きく超えていないかを要チェック

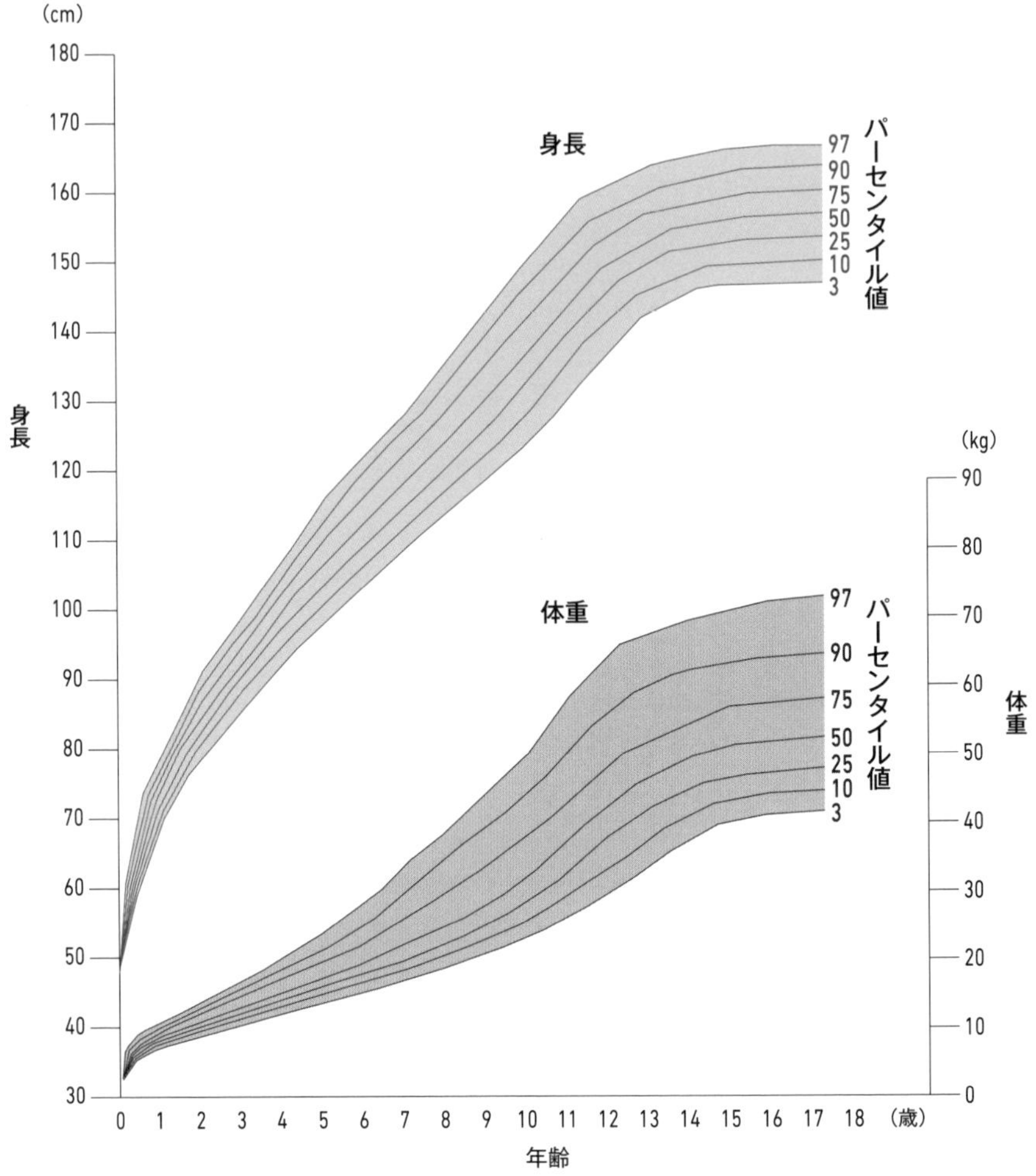

パーセンタイル身長・体重成長曲線。男女別にある(図は女子用)。色のついた範囲内で、かつ、各パーセンタイル曲線の範囲を超えて大きく変化していないかをチェックするのがポイント。

(出典:日本小児内分泌学会「横断的成長曲線(身長・体重パーセンタイル曲線)女子」)

［図30］BMIチャートは急な体重増加を見つけやすい

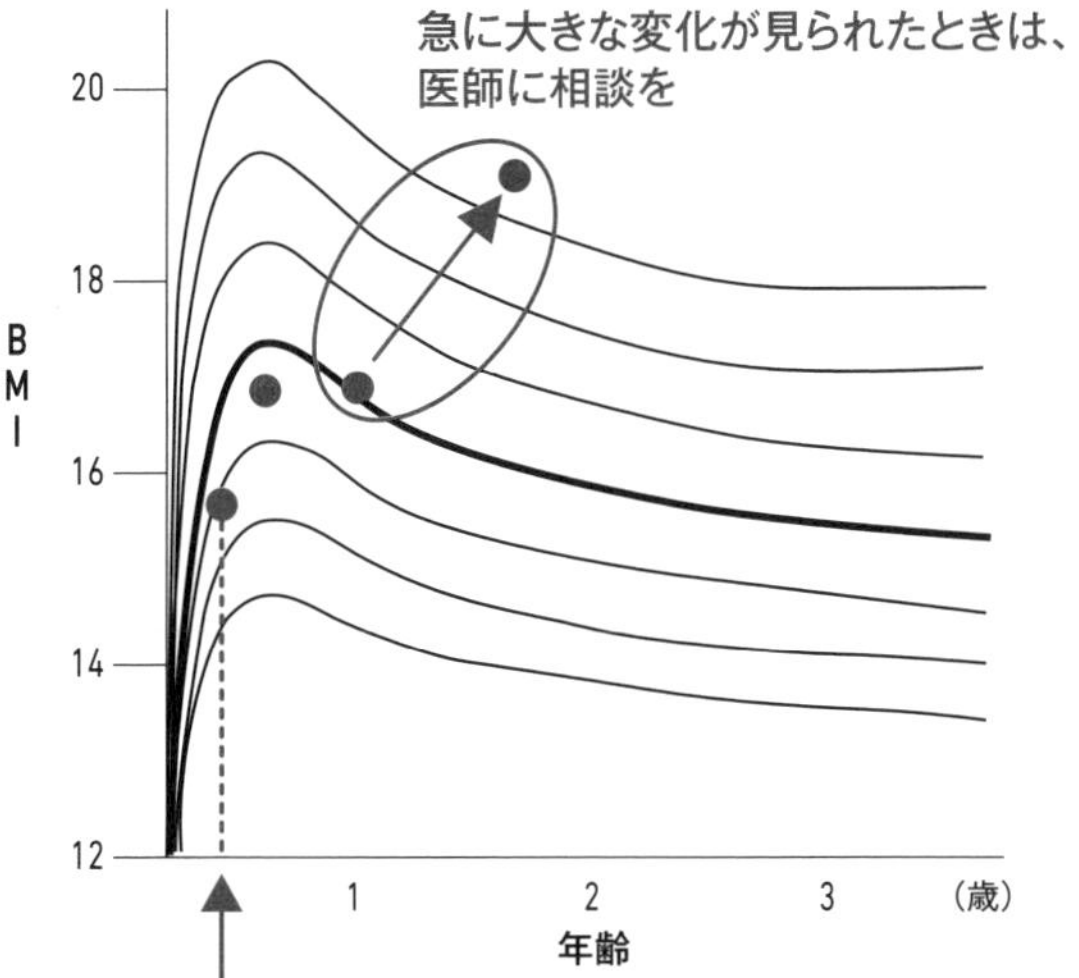

日付	年齢	身長（cm）	体重（kg）	肥満度	BMI
2018 6/8	3カ月	59.3	5.6		15.9
9/10	6カ月	66.1	7.4		16.9
2019 1/12	10カ月	71.8	8.8		17.1
9/13	1歳6カ月	78.5	11.8		19.1

肥満度は小学生〜中学生のとき記入する

BMI=体重（kg）÷身長（m）÷身長（m）
表の3カ月児のBMI計算は
5.6（kg）÷0.593（m）÷0.593（m）=15.9（BMI）

香川県の三豊・観音寺市では、小児生活習慣病対策として「母子手帳」に続いて身体健康状況を記入していく健康手帳「Myカルテ」を作成し、妊娠届出時に全員に配布している。この手帳ではＢＭＩチャートの利用法が説明されており、理解しやすい。ＢＭＩの値を記入していくと、急激な体重増加がある場合には、その変化がより明確に現れて気づきやすい。

（出典：三豊・観音寺市「Myカルテ」）

会のサイト（http://jspe.umin.jp/public/index.html）から確認できる。香川県三豊・観音寺市では、出生後から高校を卒業するまでの健診と学校での身体測定データを成長曲線チャートに記入する健康手帳「Myカルテ」を配布して、身体発育を記入する事業に先進的に取り組んで成果を挙げている。参考にするといいだろう。

ただし、小さく生まれたからといって、早く大きくしようと焦って、たくさんミルクを飲ませたりして、急激に太らせるのはよいことではない。

「人工乳で急激に体重が増えるのは、たんぱく質の摂取量が多く、骨や筋肉ではなく体脂肪が急に増えているためであり、将来は肥満になり、生活習慣病になるリスクが高まります。76ページでも触れましたが、かつてよくいわれた『小さく産んで大きく育てる』は、望ましいことではないのです。身長・体重の成長曲線、BMIの経過を見て、発育経過がチャートの各パーセンタイル内に収まっている場合はまず問題ないと思われます。しかしそれ以上またはそれ以下のパーセンタイル域に推移して発育していくなど大きな変化があった場合は、急激な体重増加や身長の発育障害の可能性があります。BMIの推移をプロットするとそれがより明確にわかりやすくなります」

「脂肪リバウンド」をチェックする

子どものBMIは、生まれた直後に急激に上昇して、その後低下し、再び上昇していく。この、低

［図31］「脂肪リバウンド年齢」チェックで肥満リスクを早く察知

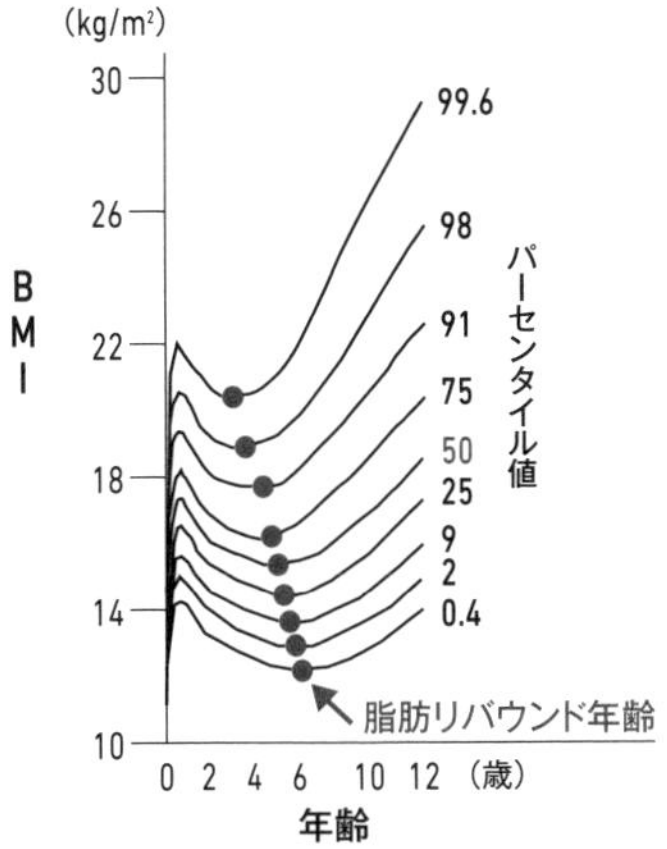

身長・体重から計算したBMIの推移を示す成長曲線からは、脂肪リバウンド年齢がわかる。
（出典：三豊・観音寺市「Myカルテ」）

下して再び上昇する現象を「脂肪リバウンド」現象といい、上昇に転ずる年齢を「脂肪リバウンド年齢」と呼ぶ（図31）。脂肪リバウンド年齢が6～8歳である子どもは肥満になりにくく、早期であればあるほど肥満になりやすい。

つまり、脂肪リバウンド年齢が早くなるほど、肥満や生活習慣病のリスクが高くなる。そして小さく生まれた場合や大きく生まれた場合は、脂肪リバウンド年齢が早くなる傾向があるという。

「脂肪リバウンド年齢が早くなればなるほど、将来肥満になるリスクが高まりますが、特に女の子の場合は体脂肪の増加に続いて初潮年齢が早くなり、身長の伸びが止まる可能性も高くなります。また高血糖になりやすい耐糖能異常や脂質異常が生じやすいともいわれています。その意味からも、ＢＭＩ値を記入して脂肪リバウンド年齢をチェックするのは子どもの成長発育の望ましくない急激な変化を早く見つけるために重要です」

福岡さんによると、母乳育児には脂肪リバウンド年齢を遅くする効果があるそうだ。

処方箋その3 幼いときから積極的に体を動かす習慣を

3つ目の対処法として、福岡さんがアドバイスするのが、意識的に運動習慣をつけてあげることだ。

「小さく生まれた赤ちゃんは、省エネというか、少ないエネルギーを効率的に使うために体を動かさない、正常体重で生まれた子に比べて運動嫌いの傾向があります。幼いうちから親子で公園の遊具やボールを使って一緒に遊ぶなど、積極的に体を動かす習慣をつけるようにすることも大切です」

生活習慣病の予防には、十分な睡眠、規則正しくバランスの取れた食事も重要とされる。

「赤ちゃんが小さく生まれても深刻に考え過ぎることはよくありません。世界では低出生体重児の病気リスクを下げる薬剤の開発も積極的に行われています。

また、小さく生まれた子どもは生活習慣病になりやすいことを知っておけば、いつも体に気をつけて健康管理できるので、むしろ健康を維持することができるのではないでしょうか。まさにそれは転ばぬ先の杖を持つ（身につける）ことになるといえます。小さく生まれても、これは『一病息災』と考えて、親子で生活習慣病の予防に取り組んでください」

第3章

現代女性がしっかりとりたい栄養素8

1

【たんぱく質】「毎食」20g以上を！不足は全身に悪影響

たんぱく質は炭水化物、脂質とともに、体に不可欠な三大栄養素の一つ。「まとめて夕食にとっていればいいい」というわけではなく、毎食、特に朝食にしっかりとったほうがいいことがわかってきた。

足りないと貧血、疲れやすさ、髪や肌のトラブルの原因にも

細胞、臓器、筋肉、血管、皮膚、髪、爪、ホルモン、酵素など、私たちの体の重要な部分は、たんぱく質でできている。「たんぱく質が不足すると、貧血になったり肌や髪、爪のトラブルが増えたり、脳内ホルモンのセロトニンが減ってうつや睡眠障害、認知症になるリスクが高まるなど、さまざまな不調が生じます（図32）」。女性や子どもの栄養・食事療法にも力を入れる赤坂ファミリークリニック（東京都港区）院長の伊藤明子さんは、そう指摘する。

加えて、ウイルスや細菌から守る抗体、女性の生殖機能に欠かせない性ホルモンなどのもとにもなるため、「疲れやすい、傷が治りにくい、卵巣機能の低下、冷え性などの不調もたんぱく質不足が原因

［図32］たんぱく質不足が高めるリスク

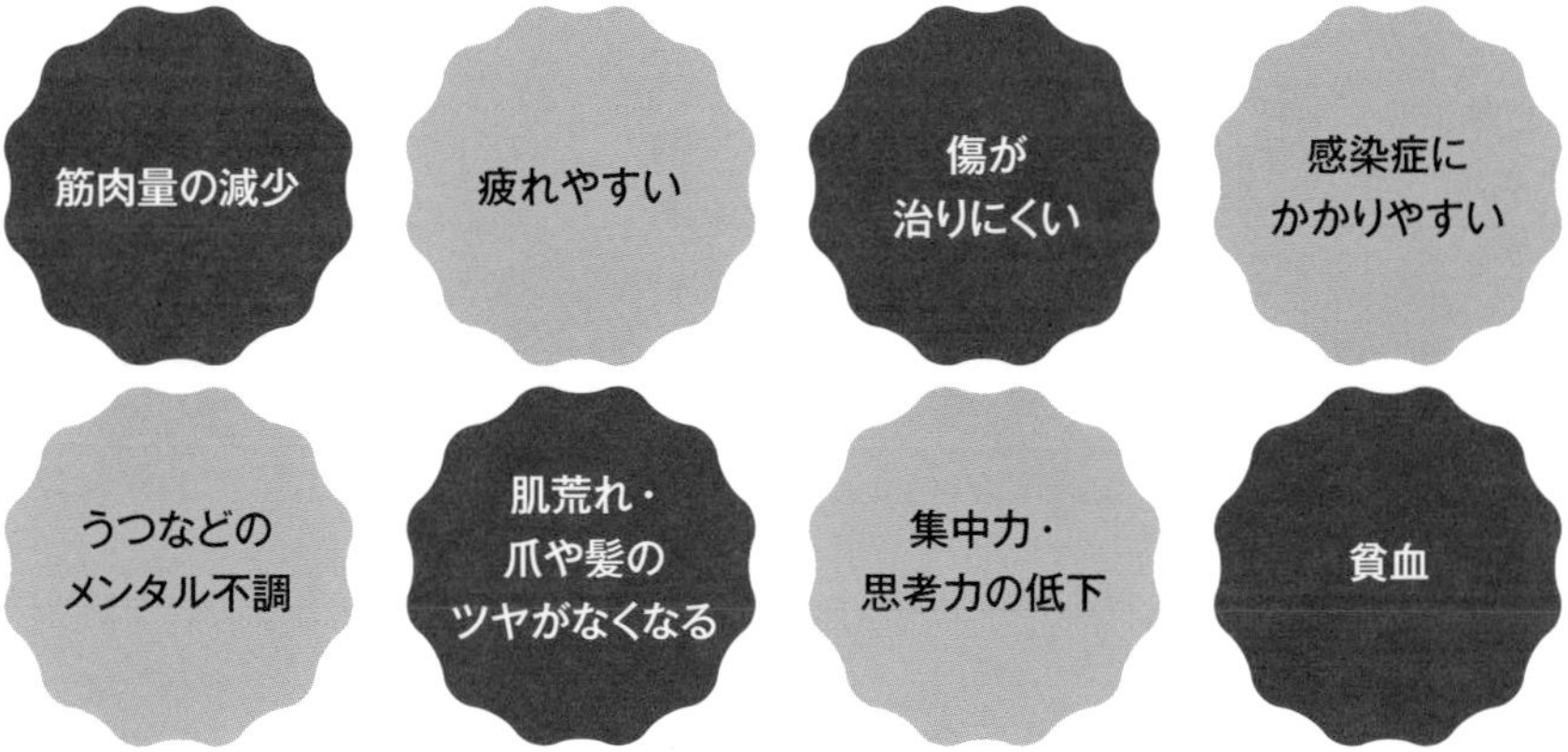

（取材を基に編集部で作成）

の可能性があります」と伊藤さん。妊活中・妊娠中の女性がたんぱく質不足だと、赤ちゃんが低栄養状態になり、低出生体重児の出産や先天性障害のリスクも高まる。

全身にとって欠かせないたんぱく質だが、「国民健康・栄養調査」を見ると、日本人女性のたんぱく質の平均摂取量はこの20年で激減しており、戦後の食糧難時代と同レベルまで、不足気味の人が増えている。

『日本人の食事摂取基準（2020年版）』では、18歳以上の女性に1日50gのたんぱく質摂取を推奨する。ただし、「推奨量」とはあくまで「欠乏して病気にならない最低限の目安」だ。

「近年、高齢者だけでなく、若い女性でも要介護につながりやすいサルコペニア（筋肉減少症）とその予備群が増加しています。サルコペニアにならないだけの筋肉量を維持し、心身の健康を保つには、20〜

50代の女性で1食20～25ｇ、1日合計60～75ｇのたんぱく質摂取を目指すべきというのが、多くの専門家の共通意見になってきました」と伊藤さんは強調する。

食事摂取基準では、身体活動が普通の女性の場合、18～29歳は65～100ｇ、30～40代は67～103ｇが「目標量」となっているが、伊藤さんのいう専門家の共通意見や、必要な筋肉を維持し、積極的に健康を維持することを考えると、「推奨量」より「目標量」を目安にしたほうがよさそうだ。

ただし、たんぱく質の過剰摂取は腎臓に影響を与えるので、サプリメントでのとり過ぎには注意をしたい。

ちなみに、筋肉をきちんと保持することは、単に体を動かし支えるという機能のためだけではなく、病気の予防などのためにも重要であることが新たにわかってきた。

筋肉の果たす重要な役割としては次のようなものがある。

筋肉は、「マイオカイン」という体の健康を保つうえでよい働きをする生理活性物質を分泌し、脳、肝臓、骨、脂肪などほかの臓器と連絡を取り合って代謝機能を調節する臓器の役割を果たしている。

マイオカインの働きの一例が、糖の取り込みと肝臓での脂肪の分解を促進する作用だ。

「筋肉量の少ないやせた女性が糖尿病予備群の『耐糖能異常』になりやすいのは、筋肉が果たす代謝機能が働きにくくなっているからです。ダイエットを繰り返すと脂肪と一緒に筋肉も落ちて、やせていても糖尿病などの生活習慣病になりやすくなるので要注意です」と医薬基盤・健康・栄養研究所国立健康・栄養研究所身体活動研究部部長の宮地元彦さんは強調する。

［図33］**1食でもたんぱく質が不足すると筋肉量が低下しやすい**

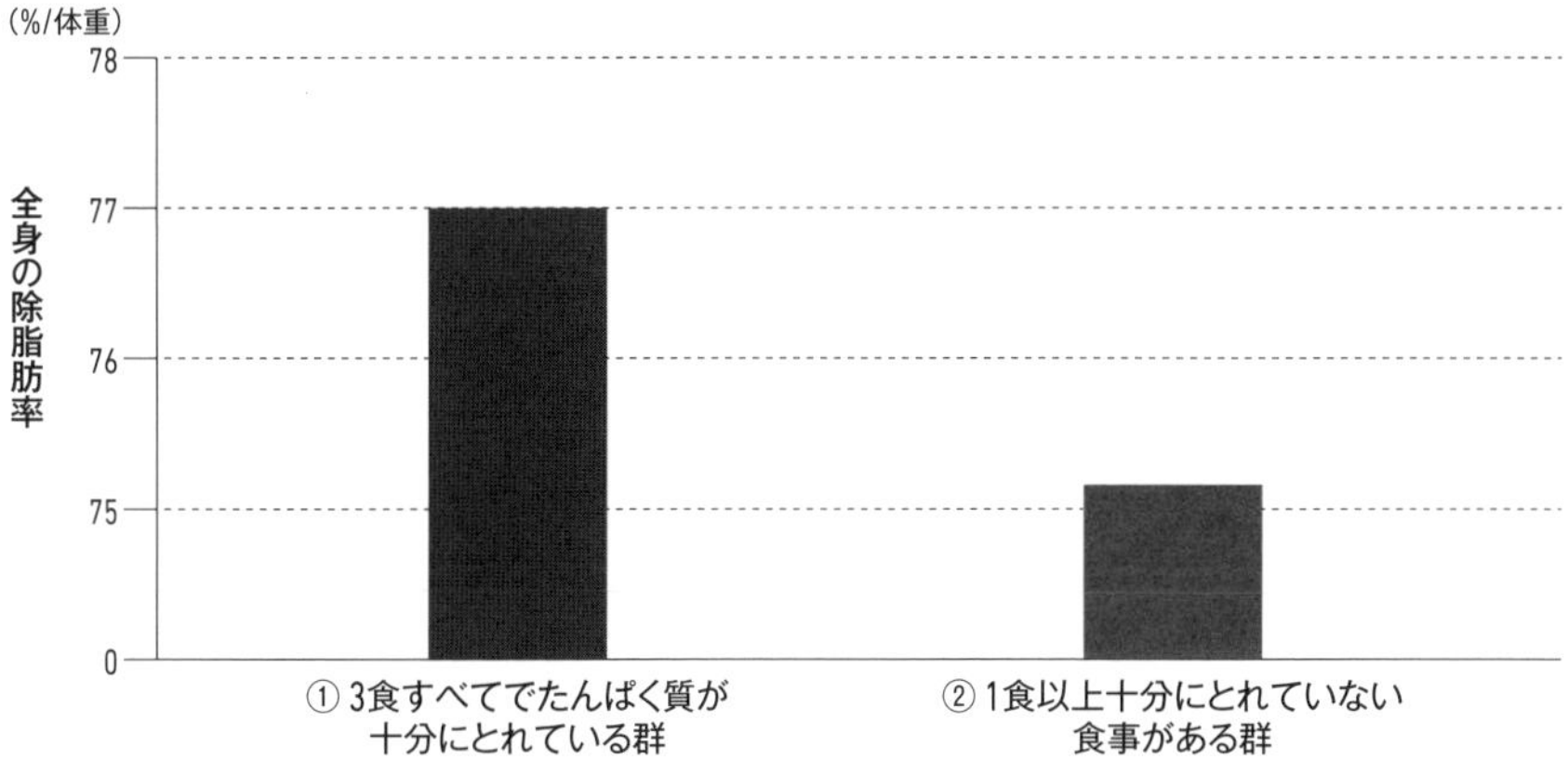

運動習慣のない大学生266人を①体重1kg当たり0.24gのたんぱく質を3食とっている群、②1食以上満たしていない群に分け除脂肪率（筋肉量）を比較。①は②に比べ、有意に筋肉量が多かった。

（出典：Nutrients. 2019; 11(3): 612.）

ほかにも、筋肉が増えると新たな血管ができて血液の循環がよくなり、高血圧になりにくくなる。また、筋肉には体に必要な水分を保つ役割もある。高齢者が熱中症になりやすいのは筋肉が減少して保水機能が低下しているからだ。

できれば毎食均等に、特に朝食でしっかりとる

効率的にたんぱく質を補うには、ただ「合計量をとればいい」というわけではない。特に重要なのは、朝食にしっかりとることだ。

「たんぱく質は、常に使われており、蓄えられないので、毎食ほぼ均等に20〜25gずつとる必要があります。学生を対象にした研究（図33）で、朝食のたんぱく質不足は、20代でも筋肉量低下をもたらすことがわかりました」と立命館大学スポーツ健康科学部教授の藤田聡さんは解説する。

朝食でのたんぱく質不足は、筋肉だけでなく、メンタル面にも影響する。

米国の研究では、高炭水化物・低たんぱく質の朝食だと、低炭水化物・高たんぱく質の朝食の人より否定性や攻撃性が高まるとの結果（※28）が出ている。また、朝食に糖質中心の飲料とたんぱく質も含む飲料をとったときを比較した日本の研究（※29）では、たんぱく質群で集中力が高まり、作業効率が上がった。

「たんぱく質が豊富な朝食で否定性や攻撃性が弱まり集中力が高まるのは、精神面の安定につながる脳内物質が十分に産出されるようになるからです。また、朝食でとると、1日の食事の総摂取量や空腹刺激ホルモンの分泌を抑えられ、結果的に太りにくくなるというメリットもあります。たんぱく質豊富な朝食は、心身を効率的に動かすスイッチを入れてくれます」（伊藤さん）

朝食抜き、コーヒーとパンだけ、サラダだけの朝食などでは、昼食時までたんぱく質が枯渇して、このスイッチが入らないというわけだ。

※28：Proc Natl Acad Sci USA. 2017; 114(25): 6510-6514.
※29：Nutrients. 2018; 10(5): 574.

魚、肉、乳製品、大豆製品を組み合わせた朝食を

ところが、日本人の食事パターンでは、朝にはあまりたんぱく質をとらず、夕食にまとめてとるのが一般的だ。30～64歳の女性のたんぱく質の平均摂取量の調査では、夕食は25gを超えていたが、朝

［図34］朝食でのたんぱく質が特に不足

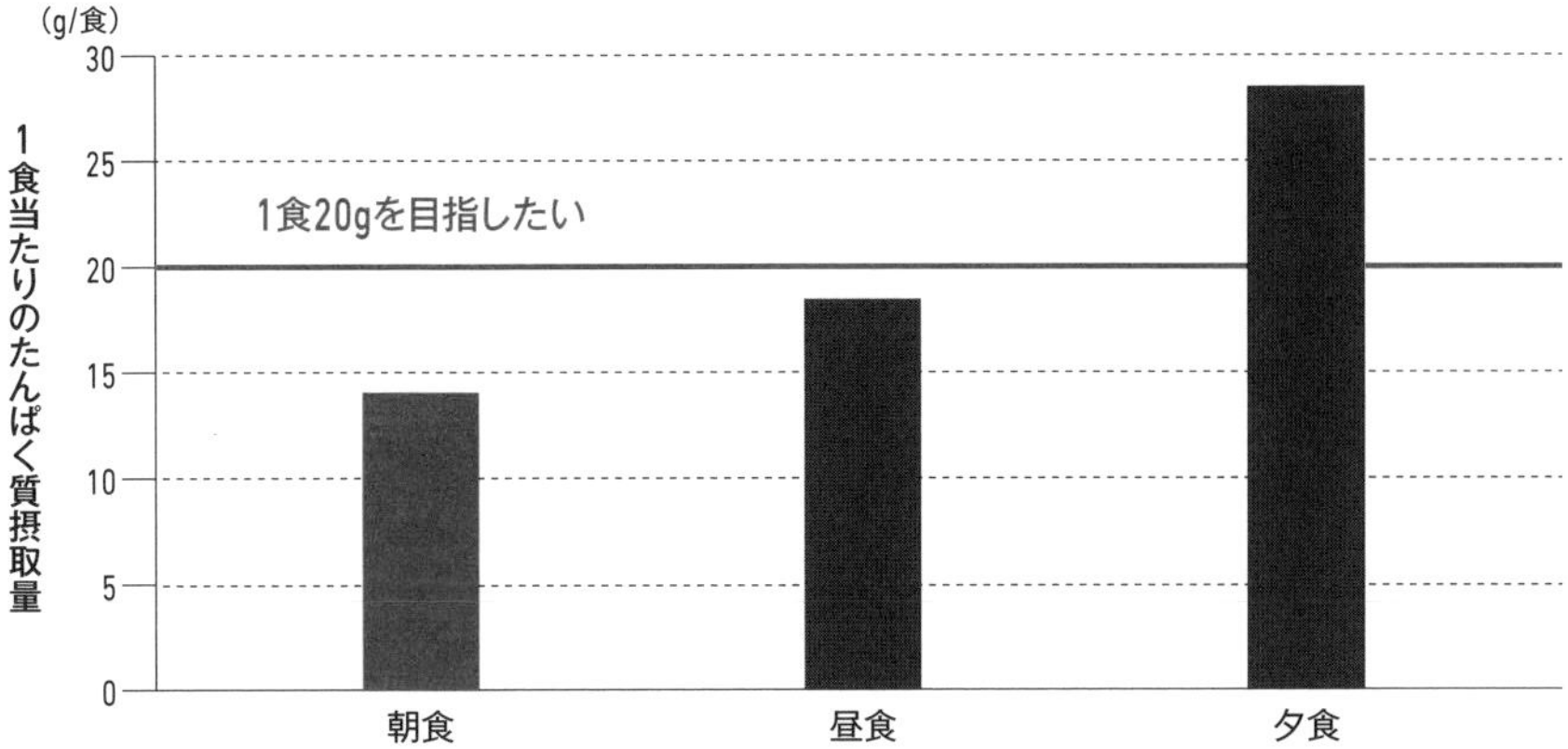

「国民健康・栄養調査(2012年)」を基に30〜64歳の女性の3食のたんぱく質平均摂取量を計算した結果。朝食は平均14.1gとたんぱく質が特に不足し、夕食は25gを上回る傾向が見られた。

(出典:Geriatr Gerontol Int. 2018; 18(5): 723-731.)

食は14・1gと、20gを大きく下回っていた(図34)。

では、朝食で20g以上とるには、どんなものを食べるといいのか。

「例えば、卵と無脂肪ヨーグルトとスモークサーモンなど、魚介類、肉類、卵、乳製品、大豆製品という種類の違うたんぱく質を含む食品を組み合わせるのがポイントです。動物性を控える人もいますが、大豆などの植物性たんぱく質だけでは必須アミノ酸を十分にとれません」(伊藤さん)

さらに藤田さんは、「たんぱく質を効率的に活用し、筋肉の合成作用と代謝を高めるためには、スクワットなどのレジスタンス運動を週2〜3回続けることが重要」と話している。

［図35］体重1kg当たり0.1gプラスするだけで筋肉量が平均390g増

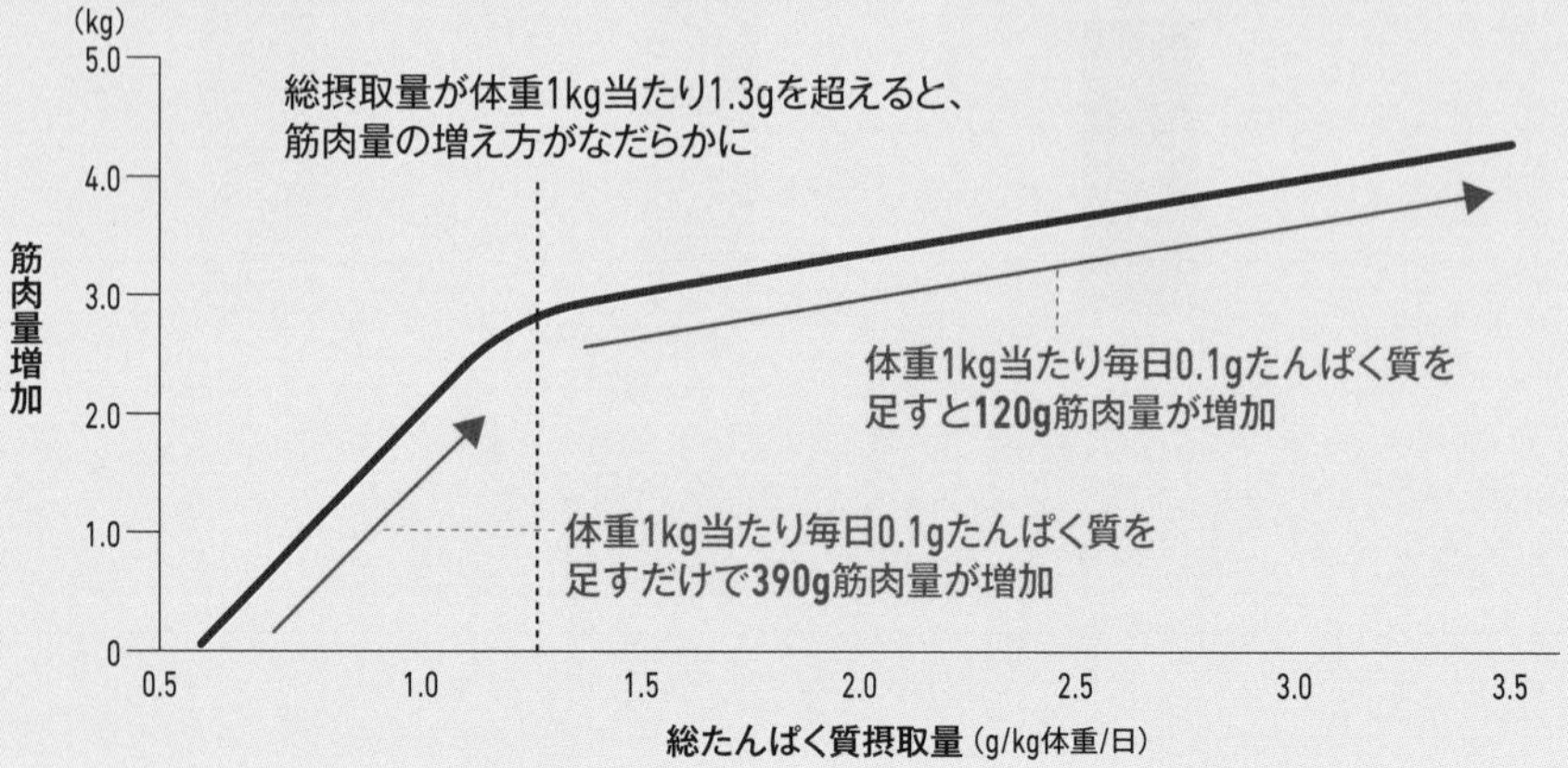
(kg)
5.0
4.0
3.0
2.0
1.0
0
筋肉量増加
総摂取量が体重1kg当たり1.3gを超えると、
筋肉量の増え方がなだらかに
体重1kg当たり毎日0.1gたんぱく質を
足すと120g筋肉量が増加
体重1kg当たり毎日0.1gたんぱく質を
足すだけで390g筋肉量が増加
0.5
1.0
1.5
2.0
2.5
3.0
3.5
総たんぱく質摂取量（g/kg体重/日）

1日のたんぱく質摂取量の合計が増えるほど筋肉量は増加する。総たんぱく質摂取量が少ない人（体重1kg当たり1.3g未満）ほど筋肉の増え方は大きく、2〜3カ月間、体重1kg当たり毎日0.1gたんぱく質をプラスするだけで390g筋肉量が増えることがわかった。
（出典：Science. 2020; 367(6481): eaaw8429.）

く質をとったとしても、筋肉量が下がるとの報告もあります」と宮地さん。

だからといって「やはり運動しなくてはダメなのか」とがっかりする必要はない。日本人の半数以上は、体重1kg当たり1.3g以上たんぱく質をとるまでには至っていない。だから、今より摂取量を増やすだけで、筋肉が増えるという恩恵にあずかれる人が多いはずだ。

「毎日食べているたんぱく質を計算してみて、体重1kg当たり1.3gよりも少ないようなら、まずは1kg当たり0.1gでもいいから増やしてみてほしい」と宮地さんは勧めている。

Topics

運動なしでもたんぱく質摂取量を増やせば、筋肉は増やせる

これまで、筋肉を増やすには筋トレが必須といわれてきたが、「ほんの少したんぱく質摂取量を増やすだけで、筋肉量が増える(図35)」という注目すべき研究結果が、2020年11月、栄養分野で世界的に権威のある学術誌「Nutrition Reviews」のウェブ版で発表された。

この研究は、たんぱく質の1日の摂取量(体重1kg当たり0.5〜3.5g)と筋肉量の関係を調べた、一定以上の信頼性を持つ国内外の論文105本(被検者は合計5402人)を対象に、メタ解析と呼ばれる方法で総合的に解析したものだ。

研究でわかったことの一つは、「たんぱく質の1日の総摂取量を増やせば、性別や年齢の違いや、筋トレをしているかどうかにかかわらず、一定レベルまで筋肉量は増加するということです」と話すのは、明治とともにこの研究をまとめた、前出の国立健康・栄養研究所の宮地元彦さん。

これまでも、たんぱく質摂取と筋肉量の関係については、筋トレを組み合わせれば増加するとの研究報告はあった。しかし、筋トレをしなくても、たんぱく質の総摂取量を増やせば筋肉量が増加することを多くの文献に基づいた総合解析で、定量的かつ科学的に示した研究は、世界で初めてという。

「普段たんぱく質を少ししかとっていない人こそ、摂取量を増やすだけで一定レベルまで筋肉を増やすことができるということが確認できたことは、意味があると考えています」と宮地さん。

1日プラス5gほどで、2〜3カ月で390g筋肉が増える

そして、「もう一つわかった画期的な事実は、今より1日のたんぱく質摂取量を体重1kg当たり、たった0.1gプラスするだけで、筋肉量が2〜3カ月間で平均390g増えるということです」(宮地さん)。体重1kg当たり0.1gは、体重50kgの人なら5g、60kgの人なら6gに相当する。例えば、ゆで卵1個(60g)には7.7gのたんぱく質が含まれる。今の食事に5gか6gたんぱく質を足すだけなら、誰でも簡単に実行できそうだ。

ただし、「たんぱく質の総摂取量が体重1kg当たり1.3gを超えると、運動をしなければ、筋肉量の増え方がなだらかになる」という3つ目の事実も忘れてはならない。

ある一定量以上まではたんぱく質をとるだけで筋肉も増えるが、それ以上に筋肉量を増やし、質を高めるには、やはり運動が必要なのだ。

体重1kg当たり1.3gというと、体重50kgの人なら65g、60kgの人なら78g、70kgの人なら91gに相当する。「筋トレをしなければ、体重1kg当たり1.3g以上たんぱ

2

【食物繊維】腸内で有用な成分を作るもとになる「水溶性食物繊維」が注目株

私たちの心身の健康と密接に関わっていることがわかってきた腸内細菌叢。そして、健やかな腸内環境を作るには「食物繊維」の積極的な摂取が不可欠だ。なかでも、腸内細菌のエサになって体に有用な物質を作らせるもととなる「水溶性食物繊維」の働きに昨今、注目が集まっている。

腸内細菌叢を良好に保つ第1選択の成分

腸には約1000種類、数十兆個にも及ぶとされる腸内細菌がすんでいる。新しい解析技術の登場で近年、腸内細菌叢と健康との関わりが続々と明らかになり、どんな腸内細菌がどのように生息しているかが生活習慣病リスク、免疫力、うつ病など心身の健康状態と密接に関わることがわかってきた。

この腸内細菌叢をいい状態に保つ〝腸活〟のために、最も重要な栄養素の一つが食物繊維だ。というのも、腸活によって得られる健康効果の〝キモ〟となる短鎖脂肪酸という物質（酢酸、酪酸、プロピオン酸）は、腸内細菌が食物繊維をエサとして取り込むことで作られるからだ（図36）。

［図36］腸活のキモになるのは短鎖脂肪酸

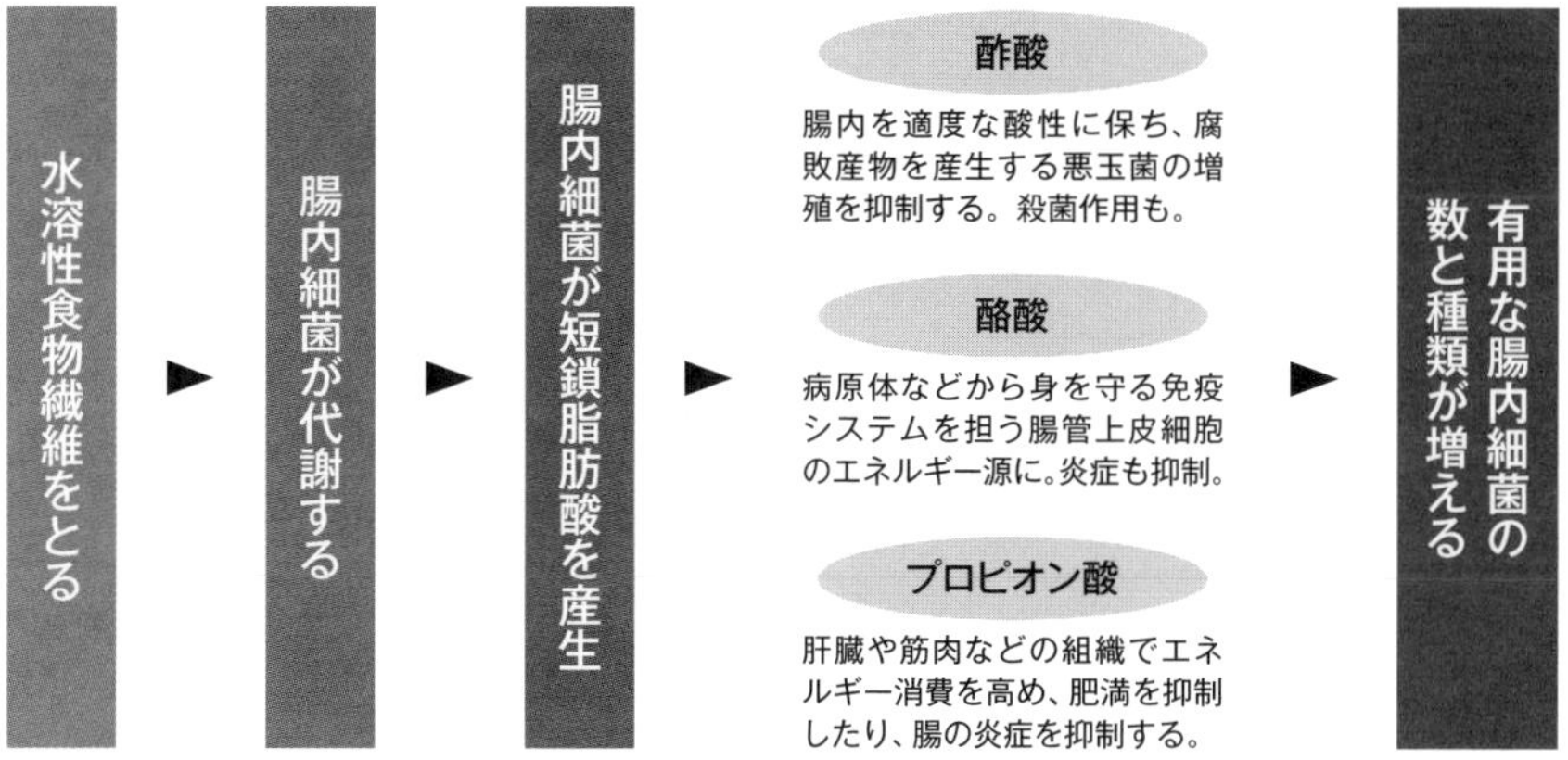
水溶性食物繊維をとる
腸内細菌が代謝する
腸内細菌が短鎖脂肪酸を産生
酢酸
腸内を適度な酸性に保ち、腐敗産物を産生する悪玉菌の増殖を抑制する。殺菌作用も。
酪酸
病原体などから身を守る免疫システムを担う腸管上皮細胞のエネルギー源に。炎症も抑制。
プロピオン酸
肝臓や筋肉などの組織でエネルギー消費を高め、肥満を抑制したり、腸の炎症を抑制する。
有用な腸内細菌の数と種類が増える

（取材を基に編集部で作成）

短鎖脂肪酸を作るには「水溶性食物繊維」が重要

食物繊維はヒトの消化酵素では消化吸収されないため、小腸を経て大腸にまで到達するのが特徴だ。この食物繊維には不溶性、水溶性の2タイプがある（図37）。

「不溶性食物繊維は便の水分含量を高めてかさを増し、腸のぜん動運動を活発にしてお通じをよくします。一方、水溶性食物繊維は腸内細菌のエサになり、短鎖脂肪酸を生み出すもととなります。短鎖脂肪酸は、エネルギー源になったり、腸管のバリア力を高めたり。また、短鎖脂肪酸によって腸内の酸性度が高まることにより、有害物質を生み出す悪玉菌がすみにくい環境も作ります」と摂南大学農学部応用生物科学科教授の井上亮さんは説明する。

水溶性食物繊維そのものには、血糖値の上昇をゆっくりにしたり、心筋梗塞の発症リスクを減らした

［図37］**水溶性と不溶性の食物繊維の働きと含有量が多い食品**

	働き	どんな食品に多い？
水溶性 食物繊維	腸内細菌のエサになり、短鎖脂肪酸の産生を高める。悪玉菌がすみにくい環境を作る。	大麦、ライ麦、オーツ麦などの穀類、ワカメなどの海藻、果物、アマニ、ゴボウなど。
不溶性 食物繊維	便のかさ、水分量を増やして腸のぜん動運動を高める。有害物質を素早く体外に排出。	玄米、キノコ類、青菜、こんにゃく、ブロッコリー、納豆、アーモンドなど。

（取材を基に編集部で作成）

り、過食を抑えるホルモンの分泌を増やしたり、脂肪の生成を抑えて体重増加を抑制するなどの作用も確認されている（図38）。

また、水溶性食物繊維をとって腸内細菌叢が変わると、イライラ症状が改善するなど、メンタルにいい影響を与えるという報告もある（詳しくは122ページの【Topics】参照）。

妊婦の食物繊維摂取量が、子どもの体形を決める？

さらに、食物繊維は私たち自身の健康のためだけでなく、妊婦がとることで次世代の健康にも影響を及ぼす可能性が報告された。

新しくわかってきたのは、妊婦が食物繊維を多く摂取していると、生まれてくる子どもの将来の肥満やメタボリック症候群のリスクが減る可能性がある（図39）というもので、京都大学大学院生命科学研究科生体システム学分野教授の木村郁夫さんらの研究

［図38］**ヒトで確認されている食物繊維の主な作用**

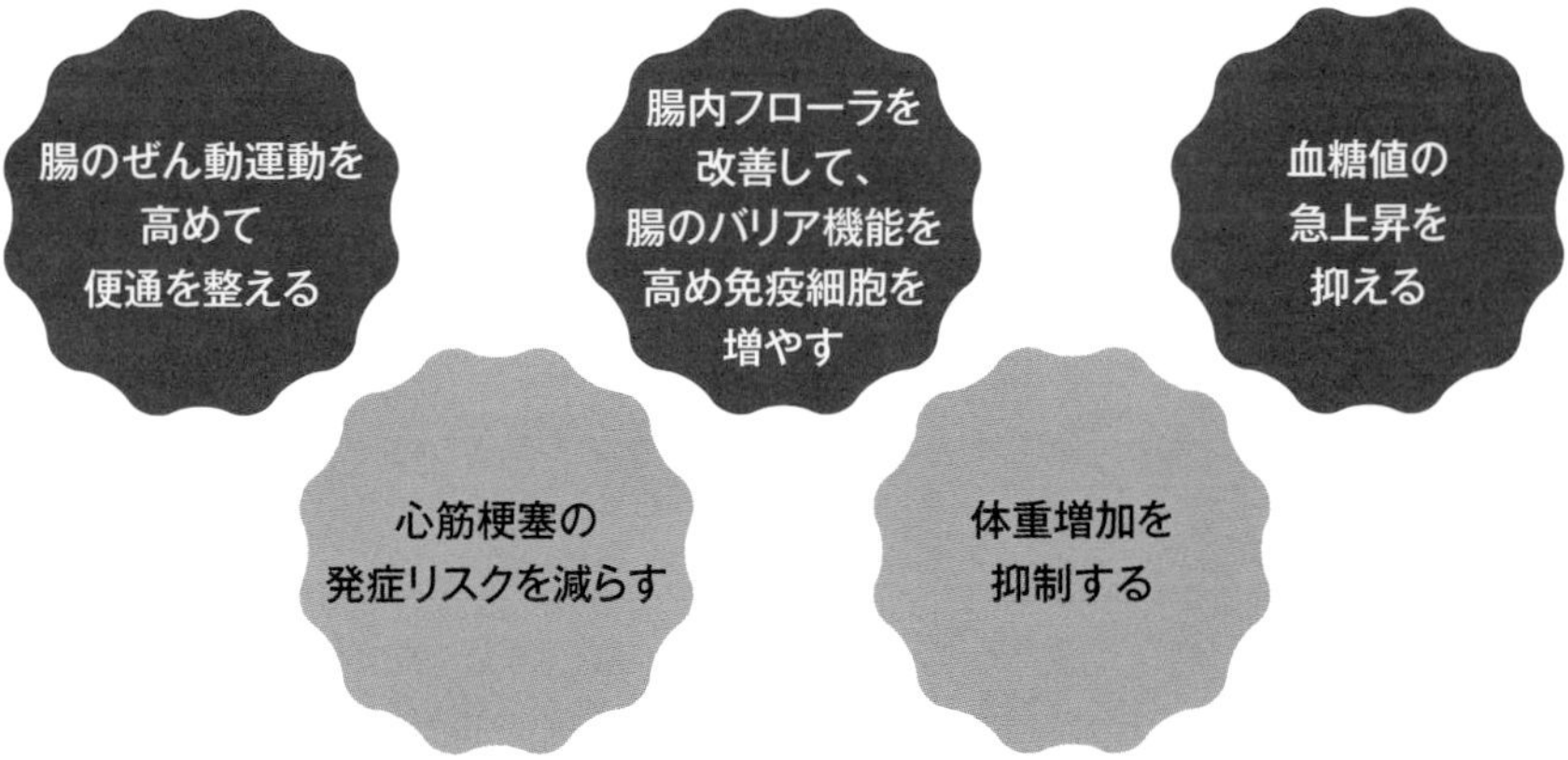
腸のぜん動運動を
高めて
便通を整える
腸内フローラを
改善して、
腸のバリア機能を
高め免疫細胞を
増やす
血糖値の
急上昇を
抑える
心筋梗塞の
発症リスクを減らす
体重増加を
抑制する

（出典：『日本人の食事摂取基準（2020年版）』および取材を基に編集部で作成）

だ。

一連の研究の中で木村さんらは、妊娠したマウスを2グループに分け、一方には食物繊維の少ないエサ（低食物繊維食）を、もう一方には水溶性食物繊維イヌリンを10％加えたエサ（高食物繊維食）を与えて飼育し、その後、生まれた子どもマウスは両グループとも離乳後高脂肪食で飼育した。すると、食物繊維の少ないエサを与えた母親から生まれた子どもマウスは成長するにつれて肥満になったが、食物繊維を多く含むエサをとっていた母親から生まれた子どもマウスは、明らかに肥満が抑えられたという。

興味深いことに「腸内細菌を持たない無菌状態の妊娠マウスに食物繊維を多く含むエサを与えても、生まれた子どもは低食物繊維食の母親から生まれた子と同じように重度の肥満になりました。これは、子どもの成長の仕方や将来の体形に、母親の腸内細菌が関与するということです（図40）」と木村さんは説明する。

［図39］**妊娠時に食物繊維を多くとると子どもの肥満のリスクが低下する**

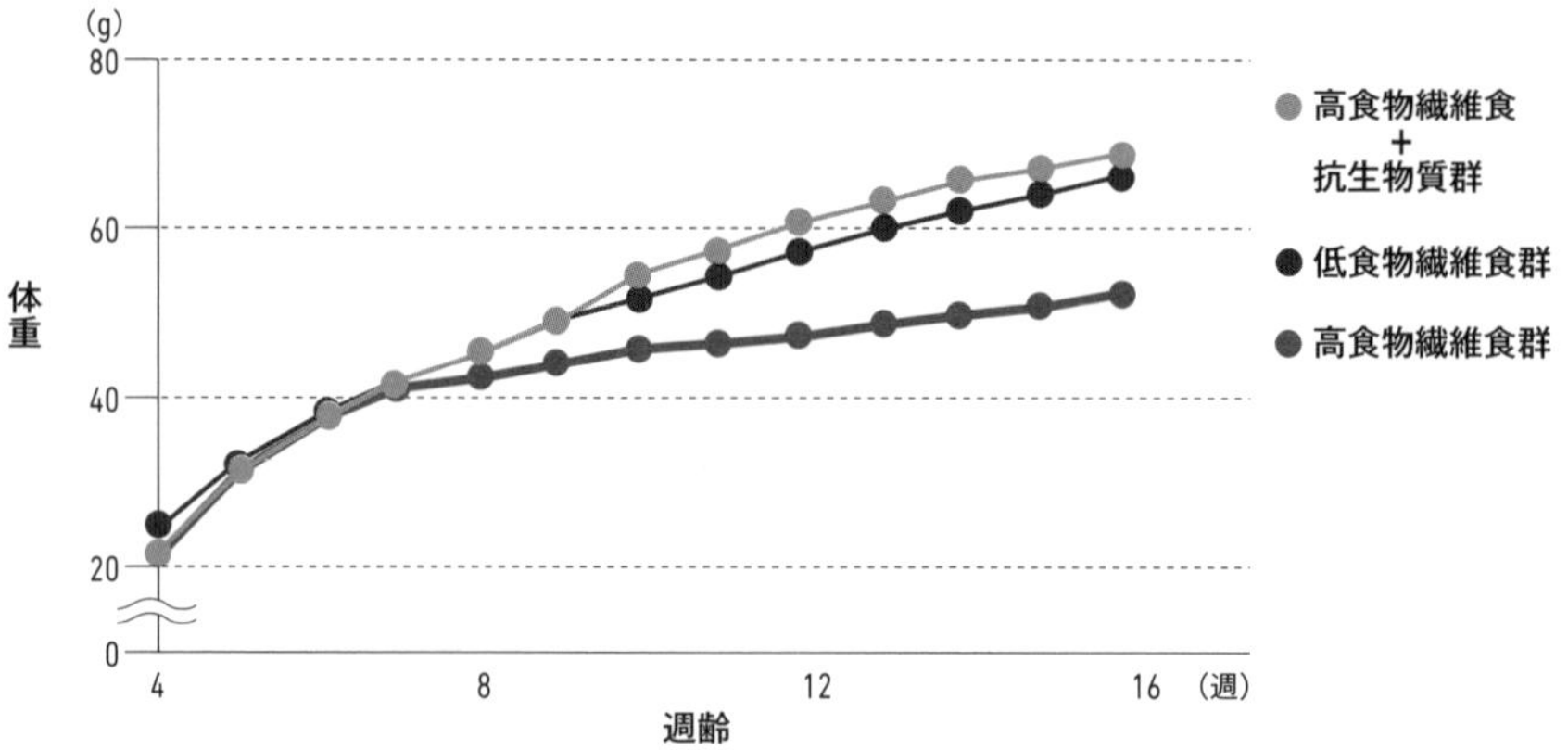

妊娠マウスを、食物繊維の少ないエサ（低食物繊維食）、食物繊維の多いエサ（高食物繊維食）、食物繊維の多いエサ＋腸内細菌を減らす抗生物質の3グループに分け、生まれてきた子どもの体重変化を調べた。低食物繊維食マウスや抗生物質投与マウスから生まれた子どもは、高食物繊維食マウスから生まれた子どもに比べて明らかに体重増加が多かった。

（出典：Science. 2020; 367(6481): eaaw8429.）

子の肥満抑制のカギは、母の腸内細菌が作る短鎖脂肪酸

食物繊維を多く与えた母親マウスの腸内では、短鎖脂肪酸が多く作られていた。そこで、肥満と短鎖脂肪酸の関わりを調べるため、無菌マウスや低食物繊維食の妊娠マウスのエサに短鎖脂肪酸の一種であるプロピオン酸という成分を加えたところ、生まれてきた子どもは、高脂肪食を食べ続けても肥満が抑制されたという。

この結果は、腸内細菌が食物繊維を食べて作り出す短鎖脂肪酸が、子どもの肥満の抑制に関わっていることを示しているといえる。

木村さんらはこれまでに、短鎖脂肪酸が腸や交感神経、膵臓、脂肪細胞にある受容体（レセプター）を介してエネルギー消費を促したり、脂肪の蓄積を抑えることを動物試験で確認している。

そこで、母親の作る短鎖脂肪酸が子どもに与える

［図40］妊婦の食物繊維摂取量が胎児に影響

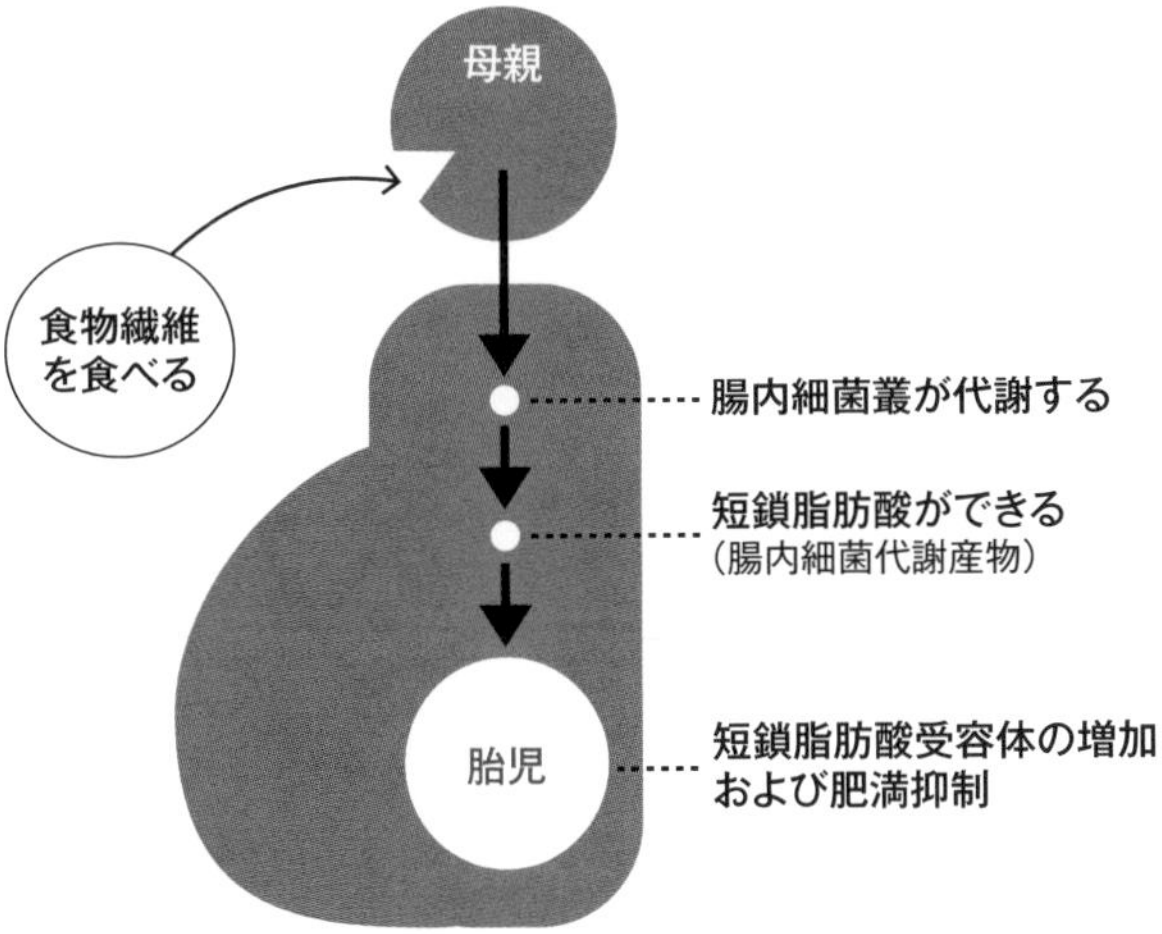

妊娠中の母親が食物繊維を多く食べると、腸内細菌がその食物繊維を分解して代謝し、腸内で短鎖脂肪酸が増える。短鎖脂肪酸は腸管から吸収され、血液に乗って母体を巡るが、その一部が、胎盤を通して胎児に直接伝播されるか、もしくは、「短鎖脂肪酸が母体にたくさんある」という何らかのシグナルが胎児に伝わることで、胎児の臓器に、短鎖脂肪酸を受け入れる準備として短鎖脂肪酸受容体が増えるのではないかと考えられている。

（取材を基に編集部で作成）

影響を調べたところ、「胎児の時点ですでに腸や交感神経、膵臓などの臓器に、短鎖脂肪酸の受容体が多く存在することが確認されました」（木村さん）。

胎児の臓器や神経に短鎖脂肪酸の受容体が多く存在しているということは、その子のエネルギー代謝を整えるという意味で極めて重要な意味を持つという。

「胎児は基本的に腸内細菌を持たず、お腹の中では食事もとりません。おそらく、母親の腸内で作られた短鎖脂肪酸、または何らかのシグナルを血液や胎盤を介して胎児が感知するために、胎児期でもすでに短鎖脂肪酸の受容体が存在しているのではないかと考えられます」と木村さんは推測する。

実際に受容体が短鎖脂肪酸を感知して活性化すると、神経や腸、膵臓などの臓器の細胞の分化が促進することも確認された。「これは、母親の食物繊維摂取が子どものエネルギー代謝を整えるだけでなく、胎児期における臓器の発達にも関わることを示唆しています」と木村さんは説明する。

これまで、子どもの臓器の発達に影響する栄養素として妊娠中の摂取が重要視されてきたのは鉄や葉酸、亜鉛、たんぱく質などが主だったが、新たに食物繊維も、子どもの発達形成において重要な役割を担う可能性が示唆された。

「この実験で使用したのは、主に水溶性食物繊維です。どのような食物繊維をとるのかも胎児の発達には重要といえるかもしれません」と木村さんは話す。

日本人は万年食物繊維不足⁉ 国の定めた目標量では足りないかも

このように、食べた本人の腸活のためにも、次世代の健康のためにも大切な働きをすると考えられる食物繊維だが、実際にとるべき量はどのくらいなのだろうか。

『日本人の食事摂取基準（2020年版）』での食物繊維の摂取目標量は、成人女性で18g以上。「国民健康・栄養調査（令和元年）」によると現状とれているのは16・0gで、2gほど足りない状況だ。水溶性食物繊維は3・1gしかとれていない（※30）。

一方、米国やカナダでは、健康や死亡率との関連調査を基に算出した食物繊維の摂取目標量を「成人で1日当たり24g以上、できれば14g／1000kcal以上」としている。実は18gという日本の摂取目標量は、日本人の平均的な食物繊維摂取量が米国・カナダの数字と大きくかけ離れていることから、理想的摂取量と平均的摂取量の中間値を参照したうえで制定されたという背景がある。

ここからいえることは、食事摂取基準で定められた目標量をとったとしても、まだまだ足りていない可能性もあるということだ。

一般に、食物繊維といって想像する野菜や玄米などに含まれるのは、主に不溶性食物繊維。「水溶性食物繊維は限られた食材にしか含まれないから、特に意識してとる必要があります」と井上さんはアドバイスする。

※30：40～49歳の女性1人1日当たり平均値。

Topics

水溶性食物繊維で自閉スペクトラム症児のイライラなどが改善

発達障害の一つである「自閉スペクトラム症(ASD)」の子どもは、「便秘を併発しやすいが、強い偏食があり、食事の改善が難しいことが多い。そこで、無味無臭の水溶性食物繊維をとってもらった結果、腸内環境が改善し、便秘のほかイライラなどの興奮性行動も改善しました」と井上さん(図41)。これは、水溶性食物繊維の摂取で腸内細菌叢の状態が改善したことが、脳に影響を与える可能性の一端を示している。

[図41] 食物繊維で自閉スペクトラム症の子の興奮性行動が改善

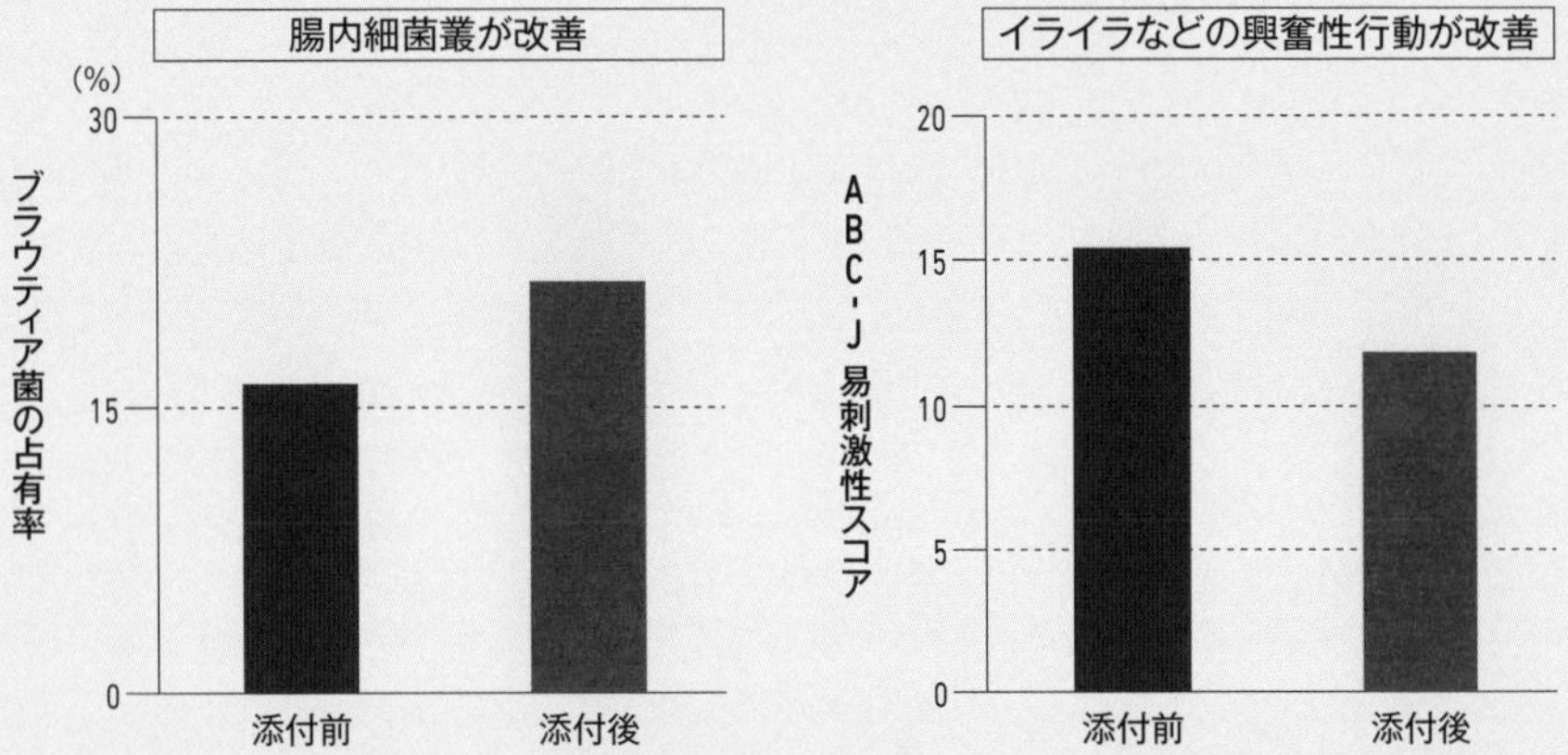

自閉スペクトラム症の児童13人(平均年齢6歳)にグアー豆由来の水溶性食物繊維を1日当たり6g、食事に加えて与えた。2カ月後、排便回数が増加し、イライラなどの興奮性行動が改善(右)。定型発達児と比べて少ないブラウティア菌も増加した(左)。血液中の炎症性サイトカイン「IL-1β」「IL-6」「TNF-α」が減少した。

(出典:J Clin Biochem Nutr. 2019; 64(3): 217-223.)

3

【ビタミンD】感染症予防や妊娠の維持、筋肉強化の作用も

ビタミンDといえば、骨との関係がよく知られているが、筋力増強にも関わり、感染症、糖尿病、がん、心臓病、うつ、認知症など、病気の予防にも働くことが近年、明らかになってきている。また、妊活にも欠かせない栄養素でもある。

ビタミンDが病気の予防になる可能性

「ビタミンDの最も基本的な作用は、腸管からのカルシウム吸収を促進し、骨や歯を強くすることです。カルシウムを一生懸命とっていてもビタミンDが不足すると、骨粗しょう症が進んで骨折リスクが高まります」。こう説明するのは、神戸学院大学栄養学部教授の田中清さんだ。

ビタミンDは近年、世界中で研究が進み、最も脚光を浴びている栄養素の一つといえる。一般にもよく知られている骨への効用に加え、免疫力を高め、インフルエンザやがん、糖尿病のリスクを下げるほか、不足すると不妊やうつ病になりやすいなどの新事実が判明している。

近年注目されている作用の1つが、「筋力の維持と増強」だ。

「筋肉には、ビタミンDの受容体（レセプター）があり、ビタミンDが筋肉のたんぱく質合成を促進します。ビタミンDが不足すると、筋トレをしてもたんぱく質が取り込まれず、筋力がつきにくい。そのため、特に高齢者はビタミンD不足で転倒リスクが高まります。ビタミンDは骨と筋肉の両面からフレイル（体の働きが弱くなった状態）に関わっているのです」（田中清さん）

ビタミンDの受容体は全身の臓器に存在することがわかってきていることから、「ビタミンD不足を防止すれば、全身の多様な病気の予防につながります」と田中清さんは話す。

病気予防への有用性で注目したいのは、2人に1人がかかるがんの発症リスクを減らす作用だ。日本人男女約3万4000人を対象にした研究では、血液中のビタミンD濃度（25水酸化ビタミンD濃度）が高い人は、最も欠乏している人に比べて、がんのリスクが約20％低かった（図42）。

ビタミンDが足りているとがんのリスクが下がるメカニズムは、まだ、解明途上だ。ただしビタミンDが充足すると、免疫システムが調整され、がん細胞を排除する方向へ働く可能性があるという。東京慈恵会医科大学附属柏病院院長の秋葉直志さんらの研究では、ビタミンDが欠乏していた早期の肺腺がん患者が、手術後1年間ビタミンDサプリメントを1日30μgを摂取した群の5年生存率は91％で、非摂取群（48％）より明らかに高かった（※31）。

※31：Clin Cancer Res. 2018; 24(17): 4089-4097.

［図42］ビタミンDはがんのリスクを低減させる

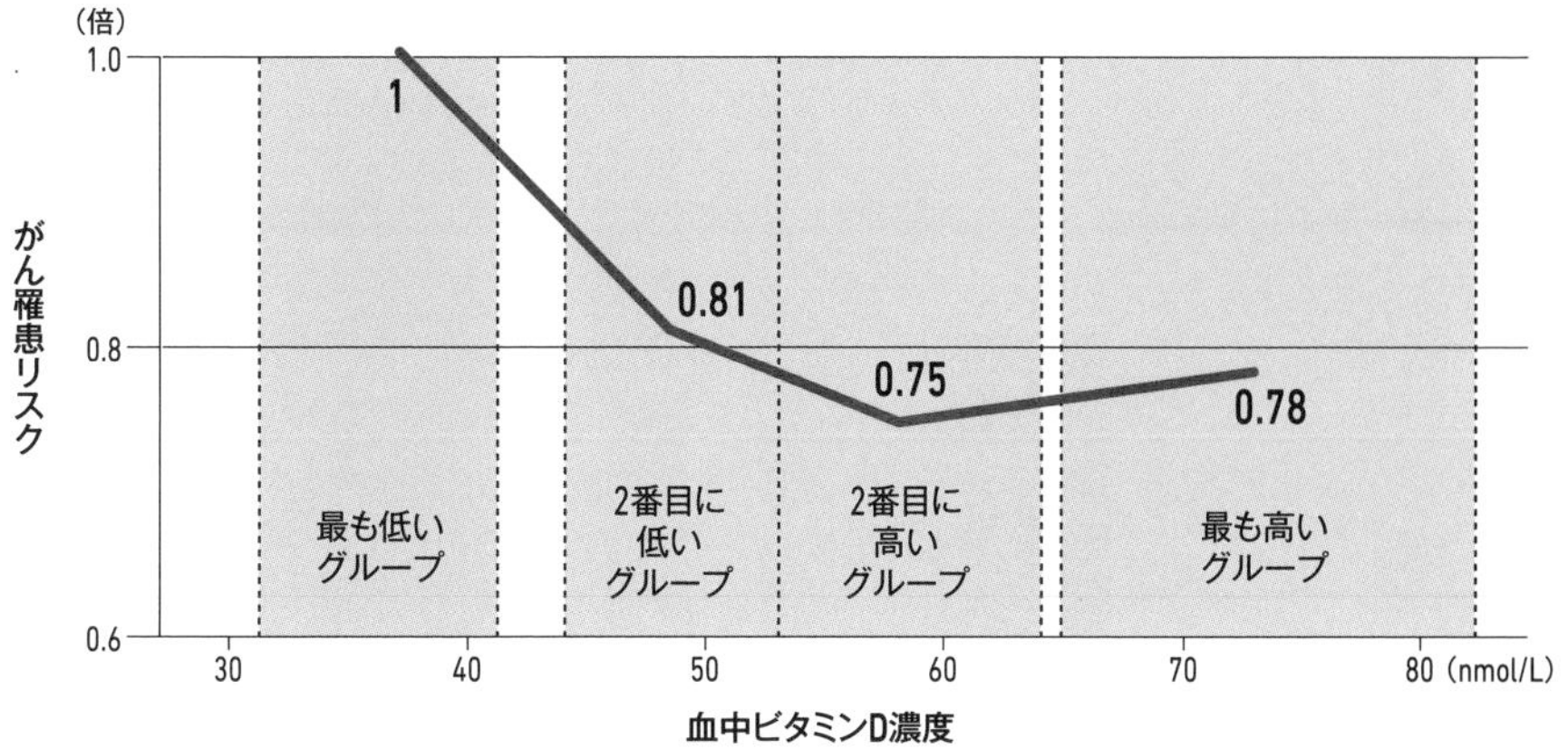

40～69歳の日本人約3万4000人を16～19年追跡調査した結果。血中ビタミンD濃度が最も低い欠乏群（41.2nmol/L（16.5ng/ml）以下）に比べて、43.9 nmol/L（約18ng/ml）以上の群はがんの罹患率が約20％低かった。

（出典：BMJ. 2018; 360: k671.）

サプリメントでのビタミンD補充がインフルエンザを予防

インフルエンザなど急性呼吸器感染症への感染リスクを減らす効果も、このところよく話題にのぼっている。日本の小中学生を対象にした研究では、ビタミンDサプリメントを1日30μg摂取した群のインフルエンザ発症率が、非摂取群の約半分だった（図43）。

感染症でも、新型コロナウイルスへの予防効果についてはまだデータが不足しているが、血中のビタミンD濃度が低いコロナ罹患患者は、重症化しやすい、死亡率が高いなどの研究報告が出てきている。また、ビタミンDの働きで、細胞の中に入り込んだ病原体などを排除する「オートファジー」という仕組みが誘導されることもわかっている。

ビタミンDが糖尿病や認知症、心臓病などを予防するという研究結果も出てきているので、血中ビタ

［図43］**ビタミンDは感染症の罹患リスクを下げる**

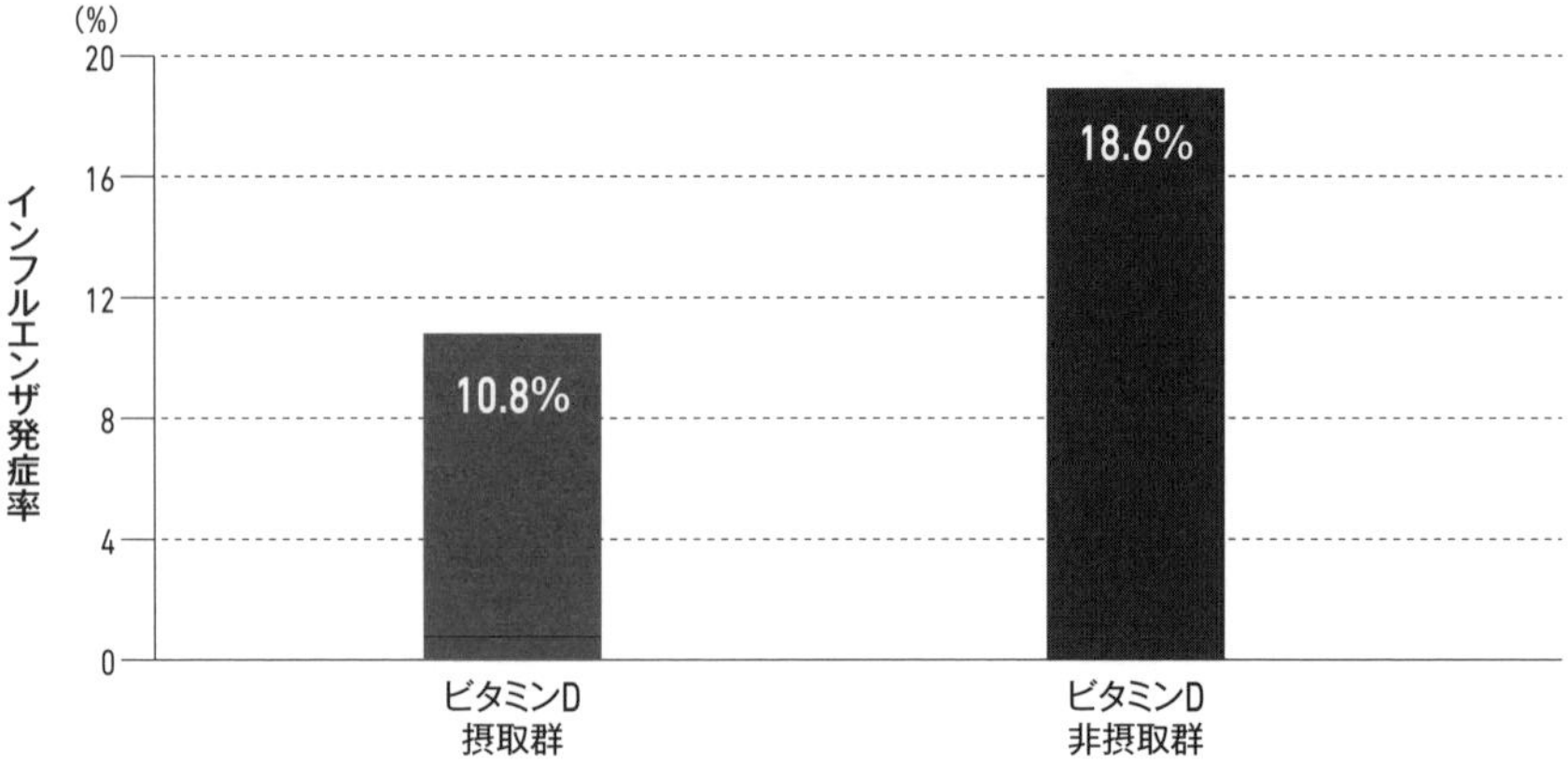

小中学生334人を2群に分け、ビタミンDサプリメント摂取群（1日30μgを4カ月間）と非摂取群のインフルエンザ発症率を比較。サプリメント摂取群の発症率は10.8％（167人中18人）で、非摂取群の半分近く少なかった。

（出典：Am J Clin Nutr. 2010; 91(5): 1255-1260.）

ミンD濃度を高めておくことに越したことはないだろう。

免疫を調整して妊娠を維持する働きも

ビタミンDにおける、もう一つのポイントが妊娠との関係だ。

「ビタミンDは受精卵の着床と妊娠の維持にも重要な役割を果たすことが、国内外の研究でわかってきました（図44）」と話すのは杉山産婦人科新宿（東京都新宿区）難治性不妊診療部長の黒田恵司さんだ。

黒田さんによると、妊娠・出産にも、ビタミンDによる免疫システムの調整機能が関わっている。体を守る免疫細胞のヘルパーT細胞には、病原体を排除するＴｈ１細胞と、異物である胎児を拒絶せず受け入れる方向に働くＴｈ２細胞がある。ビタミンDはそのバランスを取っているというのだ。

［図44］**ビタミンDが充足していると妊娠率が上がる**

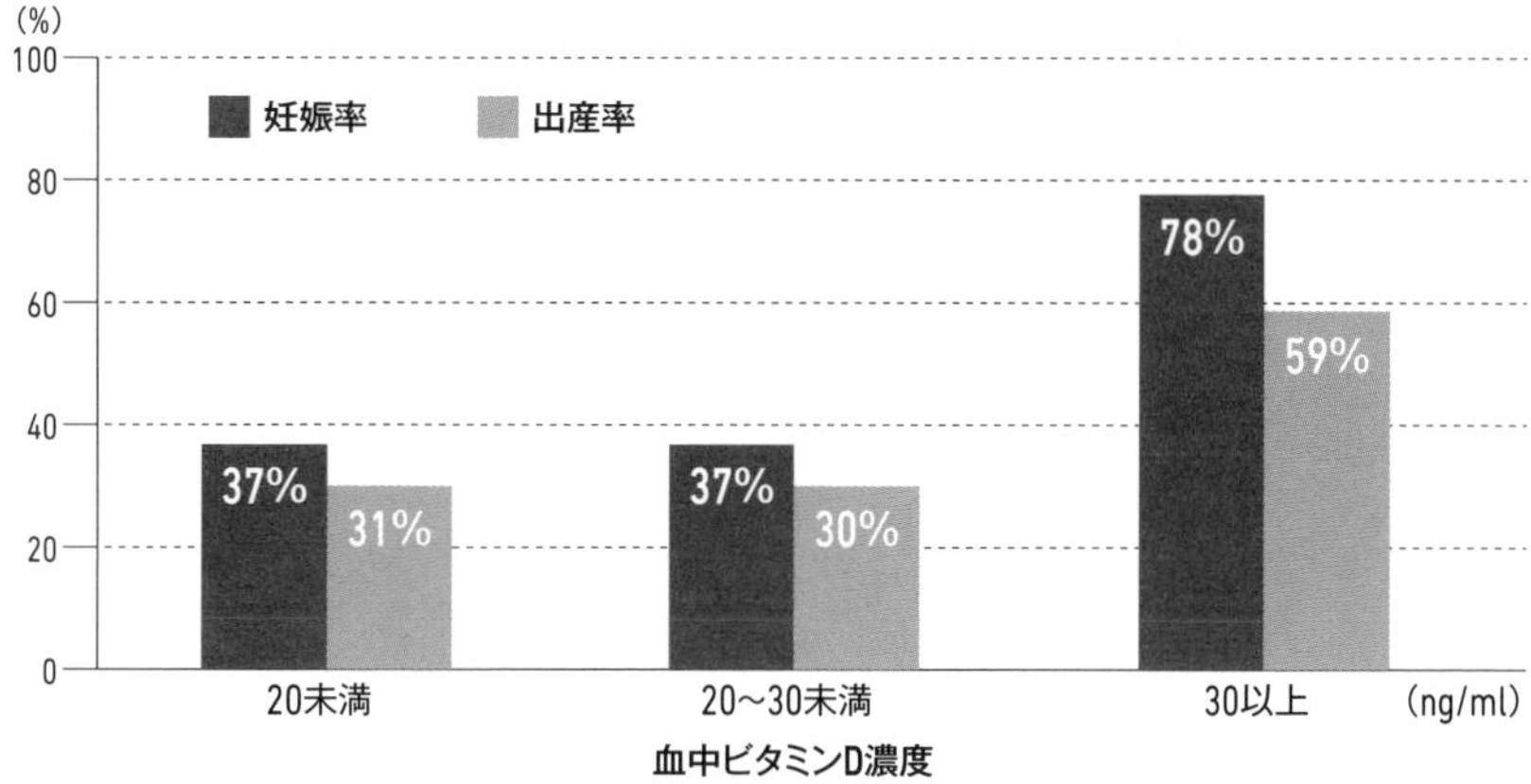

提供卵子による体外受精を受けた99人の女性を対象にした米国の研究結果。ビタミンD充足群（血中ビタミンD濃度30ng/ml以上）の妊娠率は78％、出産率は59％で、欠乏群（同20ng/ml未満）より明らかに高かった。
（出典：Fertil Steril. 2014; 101(2): 447-452.）

しかし、10代後半～40代の日本人女性（非妊婦）の血中ビタミンD濃度を調べた、過去50年の文献を分析した研究では、22グループ中10グループの血中ビタミンD濃度の平均は、「ビタミンD欠乏」の基準である20ng／ml未満で、残り12のうち11グループの平均は20～30ng／ml未満で「ビタミンD不足」だった（※32）。

また、日本人を対象にした別の研究でも、ビタミンDはどの年代でも85％以上の女性で不足している（図45）と報告されており、日本人、特に女性のビタミンD不足は、深刻な問題になっている。

※32：日本公衆衛生雑誌 64(3), 133-142, 2017

紫外線を浴びると皮膚で生成できる特殊なビタミン

ビタミンDは、紫外線（UV）対策をすることで、不足することも知られている。なぜ、UVカットを

［図45］**女性のほぼ全員でビタミンDが足りない**

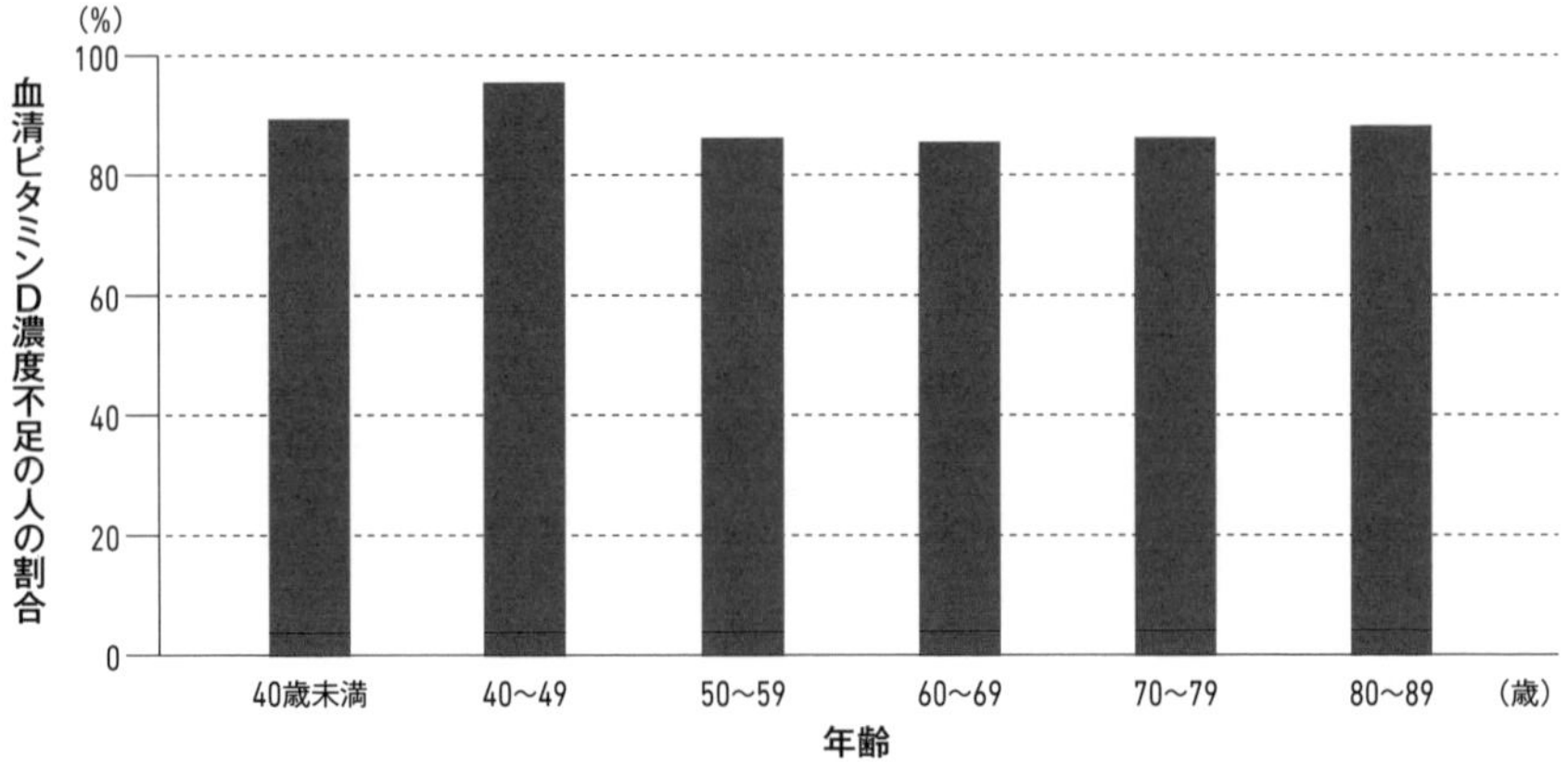

日本人女性1088人の血中ビタミンD濃度を測定した研究結果。女性全体の86.3％、特に40代は94.2％がビタミンD不足（血中ビタミンD濃度30ng/ml未満）だった。

（出典：Osteoporos Int. 2013; 24: 2775-2787.）

すると、ビタミンDが不足するのか。

それは、普通のビタミンと違い、ビタミンDを得るには2つのルートがあるからだ。それが、サケや青魚、天日干しキノコなどの〝食品ルート〟と、日光浴で皮膚のコレステロール（7-デヒドロコレステロール）が分解されて生成される〝紫外線ルート〟だ。

一般にビタミンは体の中で生成できないが、ビタミンDは紫外線を浴びれば皮膚で生成できる特殊なビタミンだ。食品ルートと紫外線ルートで補給されたビタミンDは、肝臓と腎臓で代謝されて「活性型ビタミンD」という形になり、骨、筋肉、免疫細胞などに作用する（図46）。

しかし、美白ブームやアンチエイジングのために、日焼けをしないように一年中UVカットをする女性が増えていたり、窓ガラスなどもUVカットが施されたりして、現代人の生活では紫外線を浴びる機会が減っている。

そもそも、ビタミンDは魚など含まれる食品が限

［図46］**ビタミンDは2つのルートで作られる**

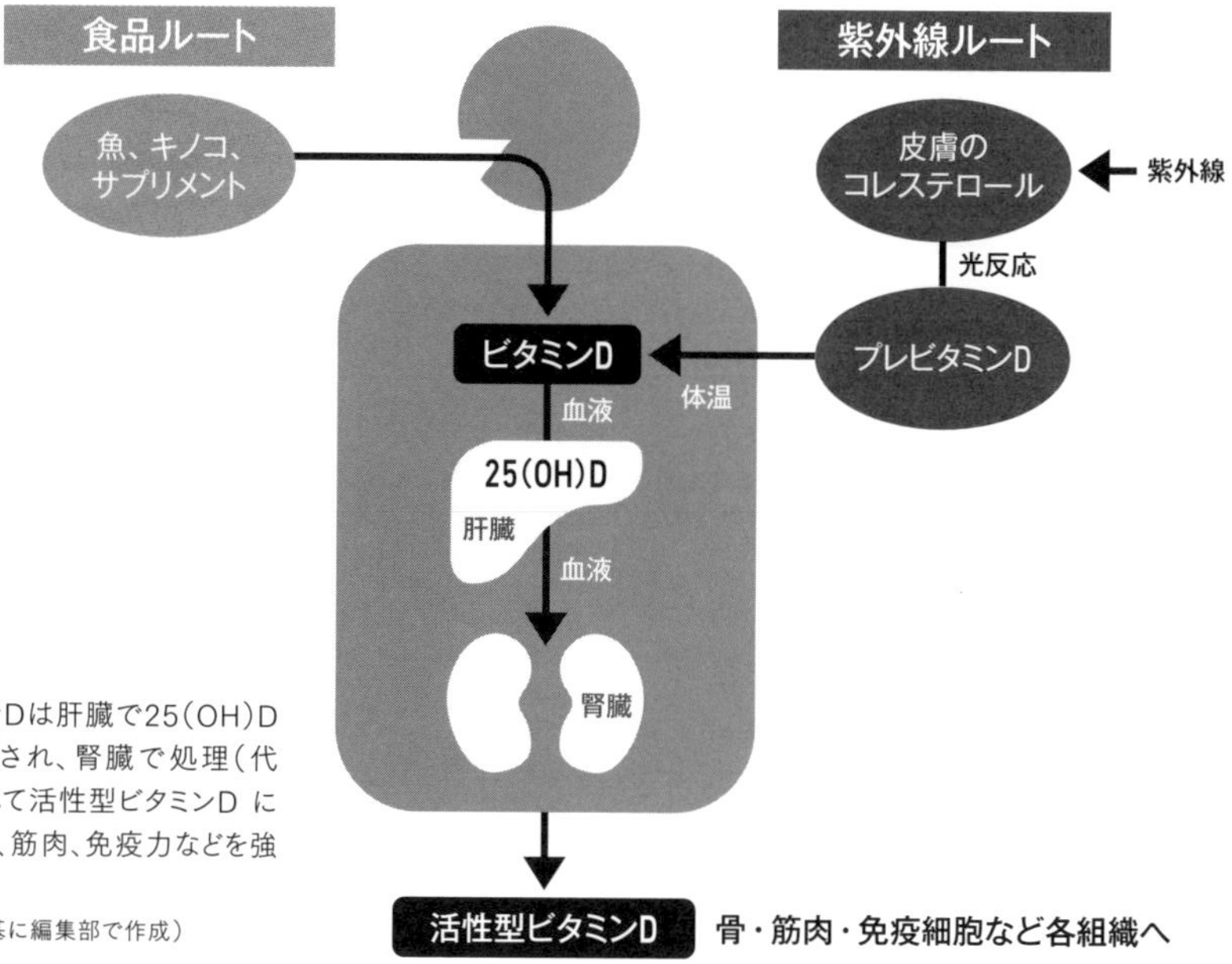

ビタミンDは肝臓で25(OH)Dに変換され、腎臓で処理(代謝)されて活性型ビタミンDになり、骨、筋肉、免疫力などを強くする。
(取材を基に編集部で作成)

られているうえ、主要な補給源である魚を食べる頻度も減っている。２つのルートとも十分でないことが、日本人のビタミンD不足を加速させている。そして、このビタミンD不足は、ここまで述べてきたように、多くの病気や不調のリスクを上げることにつながる（図47）。

2020年から摂取目安量は8・5μg／日に引き上げ

ビタミンD不足の実態を受けて、厚生労働省は2020年版の『日本人の食事摂取基準』で、15歳以上の女性のビタミンDの1日摂取目安量を5・5μgから8・5μgに引き上げた。

「米国とカナダの食事摂取基準では日照機会がほとんどない条件で1日15μgのビタミンD摂取を推奨しています。一方、日本の

[図47] **ビタミンD不足で高まるリスク**

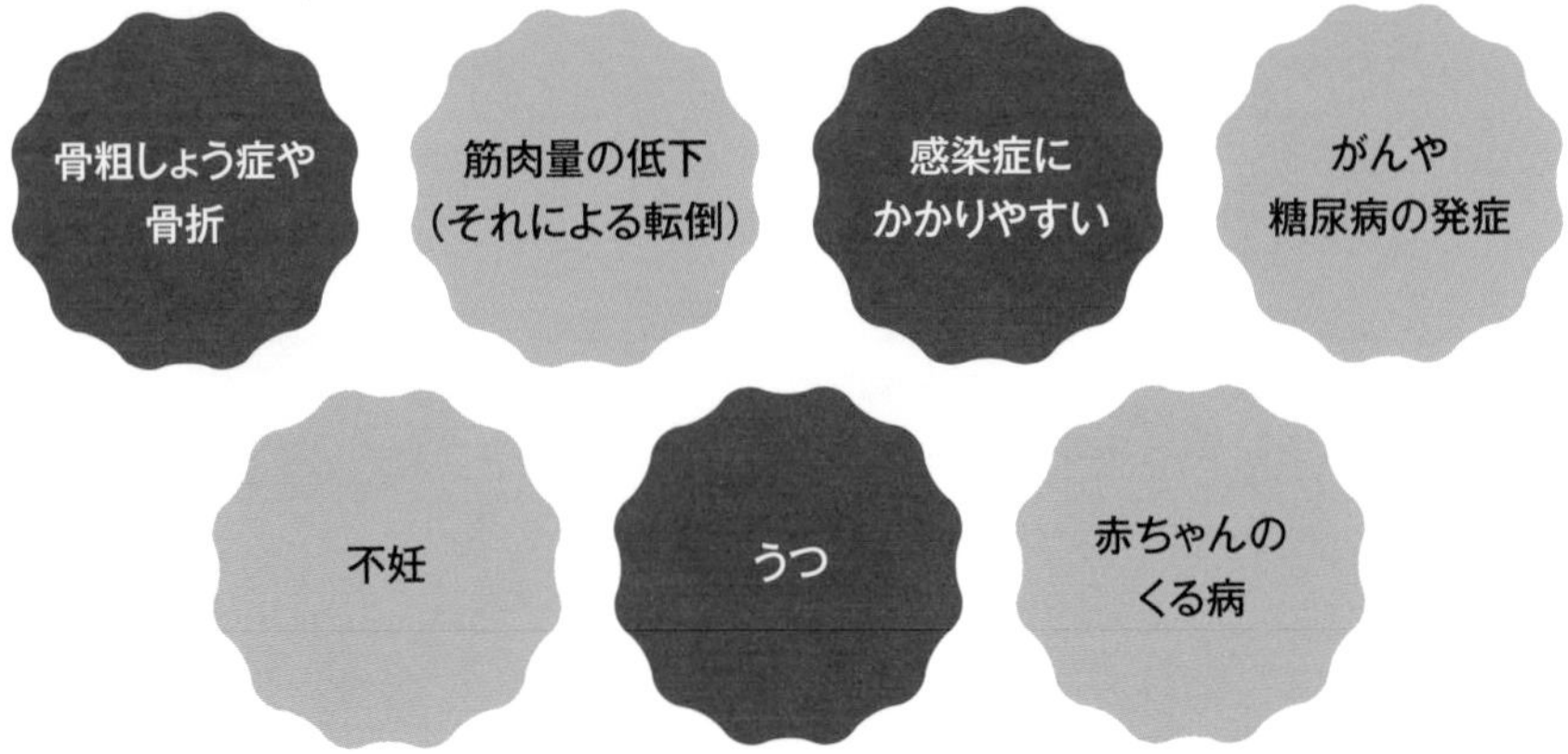

（取材を基に編集部で作成）

新しい食事摂取基準は、食品ルートと紫外線ルートを合わせて1日15μg摂取を目指したもの。紫外線ルートを生かすには、積極的に日焼けをする必要はありませんがほどほどに日光を浴びる必要があり、日焼け止めを塗る人は、食品から多めにとるように心がけてほしいです」と田中清さん。

とはいえ現実的には、「現代人は食事だけでビタミンDを充足させるのは難しいので、妊活や病気の予防のためにも、サプリメントも活用して血中ビタミンD濃度を30ng／ml以上に上げておくことが大切です」と黒田さんは強調する。

ただし、ビタミンDを過剰に摂取すると高カルシウム血症などになる弊害があり、厚生労働省は健康被害の出ない上限量を1日100μgに設定している。

医師が処方するビタミンD製剤は活性型なので過剰摂取は禁物だが、サプリメントは天然型なので食品と同じ。肝臓が必要量だけ代謝して活性型に変えるので、過剰摂取の心配は少ない。日光浴は気が進まないという人は魚を積極的に食べると同時にサプリメントで1日25～50μgくらい補ってもいいと、サプリメントの活用を勧める専門家も少なくない。田中清さんも、「皮膚で生成されるビタミンDでは過剰摂取は起こりません。またビタミンDの生成力は加齢とともに落ちていきます。耐容上限量を超えなければ心配ないので、サプリメントの活用も含めて家族全員でビタミンD不足を防いでほしい」と話す。

UVカットをする女性にとっては特に、ビタミンDサプリメントは必須アイテムといえそうだ。

今いる場所でビタミンD10μgを合成するのに何分日光浴をすればいいかがわかるサイト

ビタミンDの補給を考えるとき、どのくらい日光に当たればいいのか。国立環境研究所地球環境研究センターが提供している「ビタミンD生成・紅斑紫外線量情報」（左下のQRコード）で、その目安がわかる。

これは、全国12カ所の観測地で、ビタミンD10μgを合成するのに必要な「ビタミンD生成紫外線照射時間」と、それ以上浴びると皮膚が赤くなってシミの原因になる「紅斑紫外線照射時間」の速報値を、天気に合わせてほぼリアルタイムで表示するもの（そのほか、年間を通しての状況がわかる「気候値」もある。こちらのデータは全国13カ所）。

「ビタミンD生成紫外線照射時間」で確認できるのは、顔と両手の甲を露出した状態（600㎠露出）、顔と手の甲に加えて両腕を同時に、または膝より下の部分を露出した状態（1200㎠露出）の2パターン。例えば、顔と手だけ露出した場合、つくばでは、7月上旬の正午なら15分間、12月上旬の正午で50分程度が目安といった具合だ。自分のいる場所に近い観測地の照射時間を参考にして、UVカットをせずに日光に当たる時間を作ってみては？

4

【葉酸】赤ちゃんの先天異常も、大人の動脈硬化も予防

葉酸は、赤ちゃんの先天異常の予防など、妊活中の人に欠かせない栄養素として知られるが、実は、大人の動脈硬化を予防するなどの働きも。誰もがしっかりとったほうがいい栄養素だ。

「妊娠前から」の摂取が重要。先天異常が4〜6割減

ホウレン草から発見されたビタミンB群の一種「葉酸」。「妊娠のための栄養素」との認識は広まっているが、厳密にいうと、妊娠〝してから〟ではなく、妊娠〝する前から〟十分な量を体に満たしておきたい栄養素だ。

妊娠3カ月前からの葉酸サプリメントの摂取で、赤ちゃんの神経管閉鎖障害のリスクを約6割、先天性心疾患のリスクを約4割減らすとされる(※33)。

「葉酸には細胞分裂を助ける働きがあり、DNAのミスコピーをなくして、先天異常、いわゆる赤ちゃんの〝奇形〟を防ぎます。胎児の神経管や心臓の発達は、妊娠したことが判明する以前から始まって

います。例えば、神経管の閉鎖は、妊娠6週末ごろまでに完了します。妊娠の判明は、一般には6週目以降なので、その時点から慌てて葉酸をたくさんとるのではなく、産みたいと思ったらすぐにとり始め、血中葉酸濃度を上げておくのが理想です」。葉酸の代謝メカニズムに詳しい東邦大学医学部産科婦人科学講座准教授の太田邦明さんは、こう解説する。

※33：Reprod Health. 2014; 11 (Suppl 3): S3.

欧米は減少。でも日本は30年間で二分脊椎症が倍増

神経管閉鎖障害は、脳や脊髄のもとになる神経管が開いたままになる先天異常で、脊髄が皮膚の外に飛び出す「二分脊椎症《にぶんせきつい》」と「無脳症」などがある。

以前は二分脊椎症が多かった米国やカナダでは、シリアルなど小麦粉製品への葉酸添加を法制化し、サプリメントからの摂取を徹底したことで、発症率が軽減しつつある。

ところが、日本では、2007～11年までの平均発症率は1万人当たり5・59人で、30年前と比べて倍以上に増えている（図48）。

「日本で二分脊椎症が減らないのは、食の欧米化で葉酸が豊富な緑黄色野菜などの摂取量が減ったうえ、葉酸を妊娠前からサプリメントでしっかりとったほうがいいことを知らない女性が多いことも原因でしょう」（太田さん）

［図48］**日本では二分脊椎症が減らない**

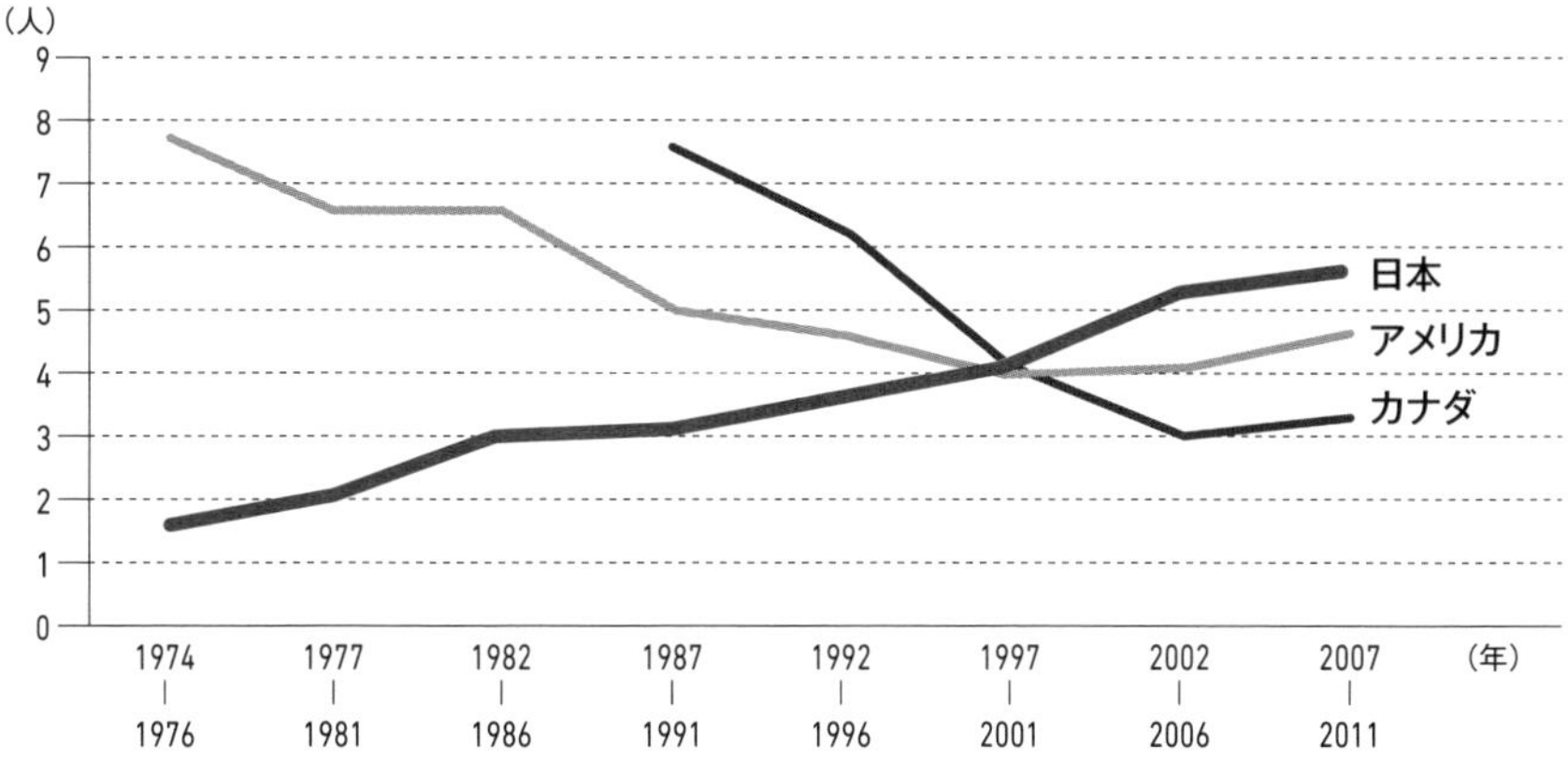

1万人当たりの二分脊椎症発生率。日本では、1974～76年は1.64人だったが、2007～11年には5.59人に。
（出典：国際先天異常調査研究機構 2014年・年間レポート）

実際、日本で妊娠前から推奨量の葉酸をとっている女性は少ない。

2012年に20～40代の日本人妊婦2367人を対象に行った調査（※34）では、回答者1236人の85・2％が妊娠中は意識的に葉酸を摂取していたものの、妊娠前からサプリメントなどで積極的に摂取していた人は37・3％にとどまった。サプリメントの摂取開始は妊娠1カ月以降、つまり、妊娠が判明してからの人が多かったのだ。

※34：日本公衆衛生雑誌 61(7), 321-332, 2014

サプリメントは吸収率が高い。流産、自閉症の予防も

葉酸を多く含む食品には、ホウレン草などの色の濃い葉物野菜、ブロッコリー、いちご、枝豆、納豆、のり、レバーなどがある。

では葉酸はどのくらいの量をとればいいのか。

『日本人の食事摂取基準（2020年版）』では、18歳以上の女性の葉酸摂取推奨量は240μg。厚生労働省は妊娠を計画している女性、妊娠の可能性がある女性および妊娠初期の妊婦には、さらに、サプリメントで400μgの上乗せを勧めている。

上乗せ分をサプリメントでとることが推奨されるのには理由がある。

「葉酸は〝活性葉酸〟の形になって初めて働きます。食品からとる天然型の葉酸は、調理や消化の過程で吸収される活性葉酸の量が半分程度に減るが、サプリメントの葉酸は最初から〝活性葉酸〟の形なので、約85％が吸収され、利用効率が高い。中国人153万人を対象にした研究（※35）では、妊娠3カ月前からの葉酸サプリメントで、流産率、低出生体重児出生率、新生児死亡率が下がることもわかっています」と太田さん。

また、中国のチームが16の研究を統合解析したところ、妊娠前の400μgの葉酸サプリメントか、葉酸を含む総合ビタミン剤の摂取で自閉症の発症率が半減していた（※36）。

※35：Lancet 2016; 388: S91.
※36：JAMA. 2013; 309(6): 570-577.

妊活中・妊娠中の女性だけでなく誰もがとりたい栄養素

葉酸は実は、妊活中や妊娠中の女性だけでなく、老若男女、誰もが意識してとりたい栄養素だ（図49）。葉酸は、ビタミンB12と一緒に赤血球を作る造血機能も担うからだ。

[図49] 葉酸不足で高まるリスクの例

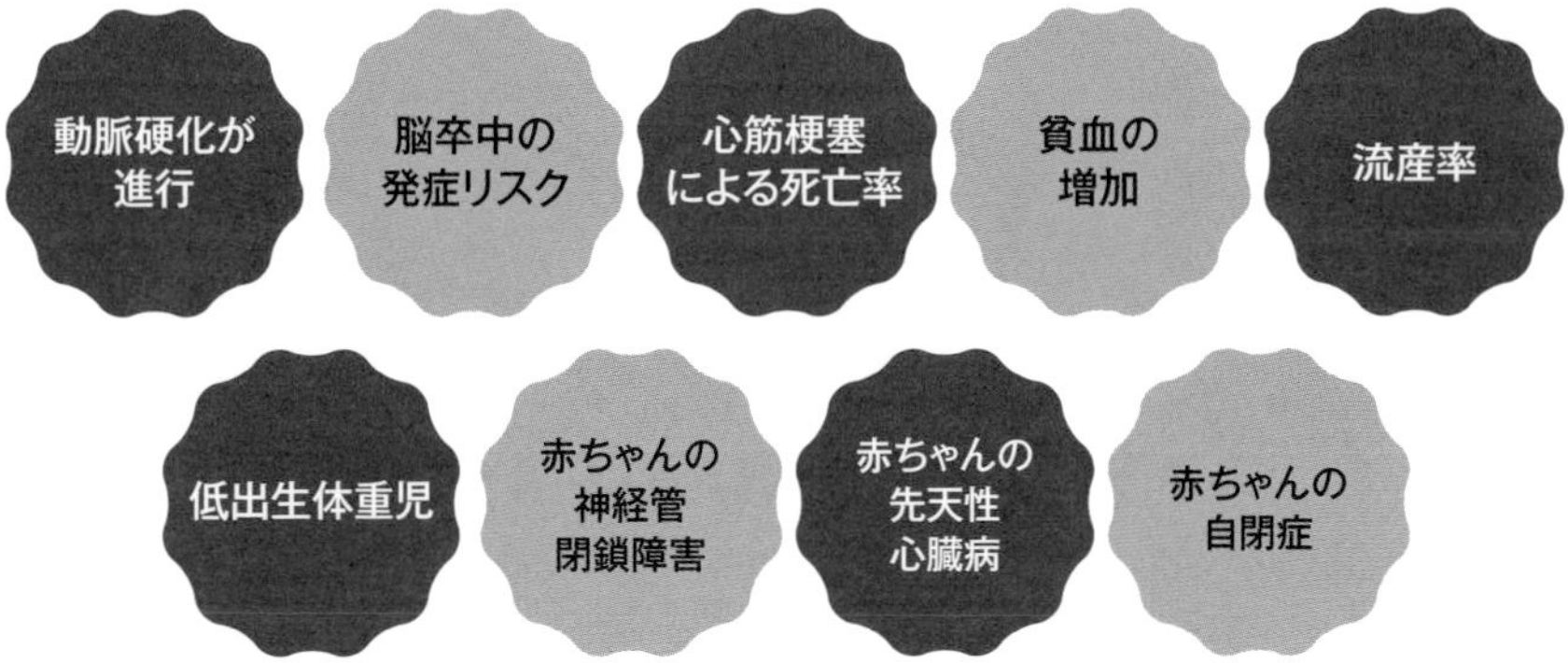

(出典:取材を基に編集部で作成)

また葉酸が不足すると、たんぱく質を体の中に取り込む途中で発生する「ホモシステイン」という悪玉物質が血中に増え、血流が滞り、動脈硬化が進行。血管の老化が進んでしまう。

「血液中にホモシステインが増えると、血栓ができ、妊娠中なら不育症、高血圧腎症、普段でも心臓病などの原因になることがあります。血中ホモシステイン濃度が高いと、認知症になりやすいこともわかっています。こうした病気の予防のために、妊娠中期・後期も、さらに男女を問わず普段から意識して葉酸をとることをお勧めします」(太田さん)

また、「うつ病の4人に1人は血液中の葉酸濃度が低い」との日本の報告(※37)があり、葉酸をしっかりとることは、うつ病の予防や改善にもつながる可能性がある。

※37:日本生物学的精神医学会誌 26(1), 54-58, 2015

［図50］**日本人には葉酸を吸収しにくい体質の人が多い**

MTHFR遺伝子	変異なし	片方に変異あり	両方に変異あり
	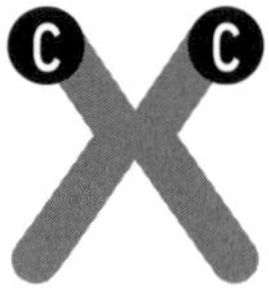 	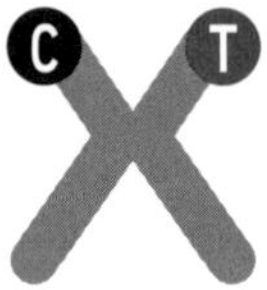 	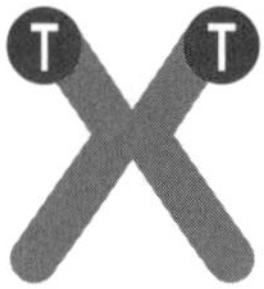
日本人での発生割合	32.8%	51.6%	15.6%
MTHFR酵素活性率	100%	65%	30%
神経管閉鎖障害リスク	1	1.2倍	2倍

MTHFR遺伝子の片方に変異があると、葉酸の吸収率は35％低下し、両方に変異があると70％低下。神経管閉鎖障害の発症リスクも上がる。

（出典：酵素活性率/Nat Genet. 1995; 10(1): 111-113.、日本人での発生割合/Biochem Biophys Res Commun. 2000; 268(2): 370-372.、神経管閉鎖障害リスク/Am J Epidemiol 2000; 151(9): 862-877.を基に太田邦明さん作成）

日本人では、葉酸の吸収率が低い体質の人が7割も

葉酸については、近年わかってきた新事実がある。それは、日本人は葉酸を活性葉酸に変換する酵素の働きが弱く、葉酸を吸収しにくい体質の人が多いということだ。

両親から1本ずつ受け継ぐ遺伝子のうち、MTHFR（メチレンテトラヒドロ葉酸還元酵素）遺伝子の片方に変異のある人は、まったく変異のない人の65％、両方変異のある人は30％に、活性葉酸の吸収率が下がるという。

これは、食品から葉酸を400μgとった場合、調理や消化の過程で半分になり、さらに片方に変異がある人は130μg、両方に変異がある人は60μgしか活用できないということ。そして、日本人でまったく遺伝子変異がないのは32・8％のみだ（図50）。

「約7割の日本人が葉酸を吸収しにくい体質である

ことを考えると、普段から葉酸を含む食品は意識的に多めにとるのでもいいと思います。食品だけで十分に摂取できない人は、妊娠中以外もサプリメントの活用を検討してみてください」と太田さんは話す。

ただし、厚生労働省は「サプリメントでの葉酸摂取の上限を30～64歳で1000μg、12歳以上のそのほかの年齢区分では900μg」とする。サプリメントでとる場合はこの範囲内の量にとどめたい。

5 【鉄】貧血改善に不可欠な栄養。食事だけでは補いきれない

第1章で、日本人女性は鉄不足で「鉄欠乏性貧血」や「隠れ貧血」を起こしやすいことを紹介したが、貧血改善に必要な鉄は、とりにくい栄養素の代表でもある。無理なく、効率よくとるには、コツがある。

経口なら過剰摂取の心配がない。強化食品やサプリメントの活用を

鉄は、赤血球の中のヘモグロビンとなって酸素を全身へ運ぶ役割を担う。そのため、不足すると貧血、つまり全身が酸素不足になり、疲れやすさ、動悸、息切れ、集中力の低下などの自覚症状が表れる。

鉄が足りなくなると、まず肝臓に蓄えられた「貯蔵鉄」が使われる（隠れ貧血）。それが枯渇すると血液中の鉄も消費されてしまう（鉄欠乏性貧血）。

ちなみに、鉄欠乏性貧血（以下、貧血）は、血液中のヘモグロビンの濃度で測定し（成人女性は12g

／dl未満)、隠れ貧血は、フェリチンの値で診断するが、近年、「ヘモグロビンが正常で貧血でない人でも、貯蔵鉄であるフェリチンが15ng／mlを切ると、全身倦怠感が出ることがわかってきました。うつやパニックの原因になることもあります」と前出の西崎クリニック院長の岡田定さんは話す。貧血レベルまで鉄が不足していなくても、不定愁訴といわれるような症状がすでに表れているケースがあるわけだ。「女性の不定愁訴のほとんどに、隠れ貧血や貧血が関与していると考えています」と岡田さん。

鉄欠乏性貧血や隠れ貧血を防ぐために真っ先にすべきことは、鉄を補給することだ。

「鉄欠乏の予防のためにはかなり意識をして、日々、鉄を多く含む食品を摂取しなくてはいけないのですが、現実的に十分な量をとれている女性は少ない」と前出の医療ガバナンス研究所研究員の山本佳奈さんは指摘する。

第1章でも紹介したが、日本の成人女性の1日の鉄の摂取量は、推奨量に対して平均3～4㎎不足している。その背景には、そもそも女性たちが必要なエネルギー摂取量をとれていない(＝食事摂取量が少ない)ことに伴う、鉄を含む食材そのものの摂取量の少なさがありそうだ。

「ダイエットなどで食事量を制限している人や、朝食をとらない人、また、昼食をおにぎりやパンなどの単品で済ませている人は、鉄不足の可能性が大。まずは、平均不足分の3～4㎎を意識して補うことから始めてみてください」と山本さんは話す。

赤い肉や魚は鉄の重要な供給源

鉄を含む食品というと、レバーやひじき、ホウレン草などが有名だが、肉、魚、卵、牛乳、大豆、野菜、海藻、穀類などいろいろな食品に含まれている。特に肉や魚に多く含まれるので、これらの食品を毎食食べるだけでもかなり補充できる。なかでも、お勧めは赤い部分だ。

動物の体内には、血中にあって酸素を運搬するヘモグロビンと、肝臓などに蓄えられている「貯蔵鉄」があるが、そのほかに、筋肉中に「ミオグロビン」として存在する鉄もある。ミオグロビンはヘモグロビンと同様に鉄を含むたんぱく質だ。

「ミオグロビンはヘモグロビンが運んできた酸素を受け取り、筋肉に貯蔵する役割を担っています。筋肉を動かすためにはたくさんの酸素が必要だからです。肉が赤く見えるのは、ミオグロビン中の鉄が酸素と結びついて酸化鉄になるからで、これは、鉄がさびて赤くなるのと同じ原理です」（山本さん）

つまり、赤い色が濃い肉ほど鉄が多いということ。鶏肉よりも豚肉、豚肉よりも牛肉のほうが鉄が多く、牛肉ならモモ肉やヒレ肉、肩肉などに多い。魚も同様で、白身魚よりもマグロ、カツオ、イワシなどの赤身魚に鉄が多い。

ちなみに鉄の補給源の筆頭に挙がるレバーは、筋肉ではなくその名の通り肝臓。「レバーに鉄が多いのは、肝臓にはフェリチンが貯蔵鉄として蓄えられているからです。つまり、私たちは牛、豚、鶏の貯蔵鉄を食べているのです」(山本さん)。

非ヘム鉄は「合わせ技」で吸収率アップ

食品に含まれる鉄には2種類あり、肉や魚、卵などの動物性食品に含まれている鉄を「ヘム鉄」、野菜、豆類、海藻などの植物性食品に含まれている鉄を「非ヘム鉄」という。そして、ヘム鉄のほうが非ヘム鉄より吸収率が高い。

「そもそも鉄は消化吸収されにくい栄養成分です。吸収のいいヘム鉄の場合でも吸収率は15~25%、非ヘム鉄にいたってはわずか2~5%です。ヘム鉄は小腸でそのまま吸収されますが、非ヘム鉄はそのままでは吸収されません。動物性たんぱく質に含まれている消化酵素やビタミンCなどの助けを借りて、ヘム鉄に変換されてから吸収されます」(山本さん)

だから、植物性食品で鉄の吸収率を上げるには、単品で食べるのではなく、肉や魚や緑黄色野菜、果物などを併せてバランスよく食べるのがポイントだ。

半面、鉄の吸収を阻害する物質があることも知っておきたい。

「乳化剤や安定剤、防腐剤として食品に添加されているリン酸塩は鉄の吸収を阻害します。多くの調味料などにも含まれているので気にし過ぎもよくないのですが、ハム、ソーセージなどの加工品やインスタント食品、スナック菓子、清涼飲料水などは、とり過ぎに注意しましょう」(山本さん)

一方、岡田さんは、「鉄は現実的には食事だけで補給するのは難しい。鉄剤の使用やサプリメントの活用も考えて」と勧める。

特に、「隠れ貧血チェック」（図51）の項目に該当する場合は、「1日10～20㎎の鉄のサプリメントを試しに2週間のんでみてください。それで体調がよくなるなら、隠れ貧血の可能性が大です」と岡田さんは助言する。「不定愁訴のある人に鉄剤を処方すると、ほぼ2週間で元気になります。だるいのは歳のせいと思っていたら、実は隠れ貧血だったという例は非常に多いのです」。

ただし、鉄には耐容上限量（健康障害をもたらすリスクがないとみなされる習慣的な摂取量の上限）が示されており、『日本人の食事摂取基準（2020年版）』では成人女性の場合1日40㎎だ。サプリメントを使うと、それを超える心配はないのか。

「医療機関では、貧血や隠れ貧血の治療で1日100㎎の鉄剤を処方しています。口から鉄を多めにとっても血液中の鉄が満たされれば吸収は抑制されるので、食事のほかにサプリメントで10～20㎎とる分には問題ありません」と岡田さんは解説する。

ちなみに、「お茶と一緒に鉄をのむと吸収が悪くなる」との言い伝えがあるが、「お茶とののみ合わせは心配しなくていいでしょう。鉄剤をお茶でのんだ群とのまなかった群で、ヘモグロビンの増加に有意差はなかった（※38）という報告があります。臨床結果には影響しません」と岡田さん。

なお、生理がある世代の女性は特に、一度フェリチンの検査を受けてみることを勧めたい（フェリチン検査については146ページ参照）。隠れ貧血の段階で早く見つけて、食事やサプリメントでしっ

［図51］**隠れ貧血チェック**

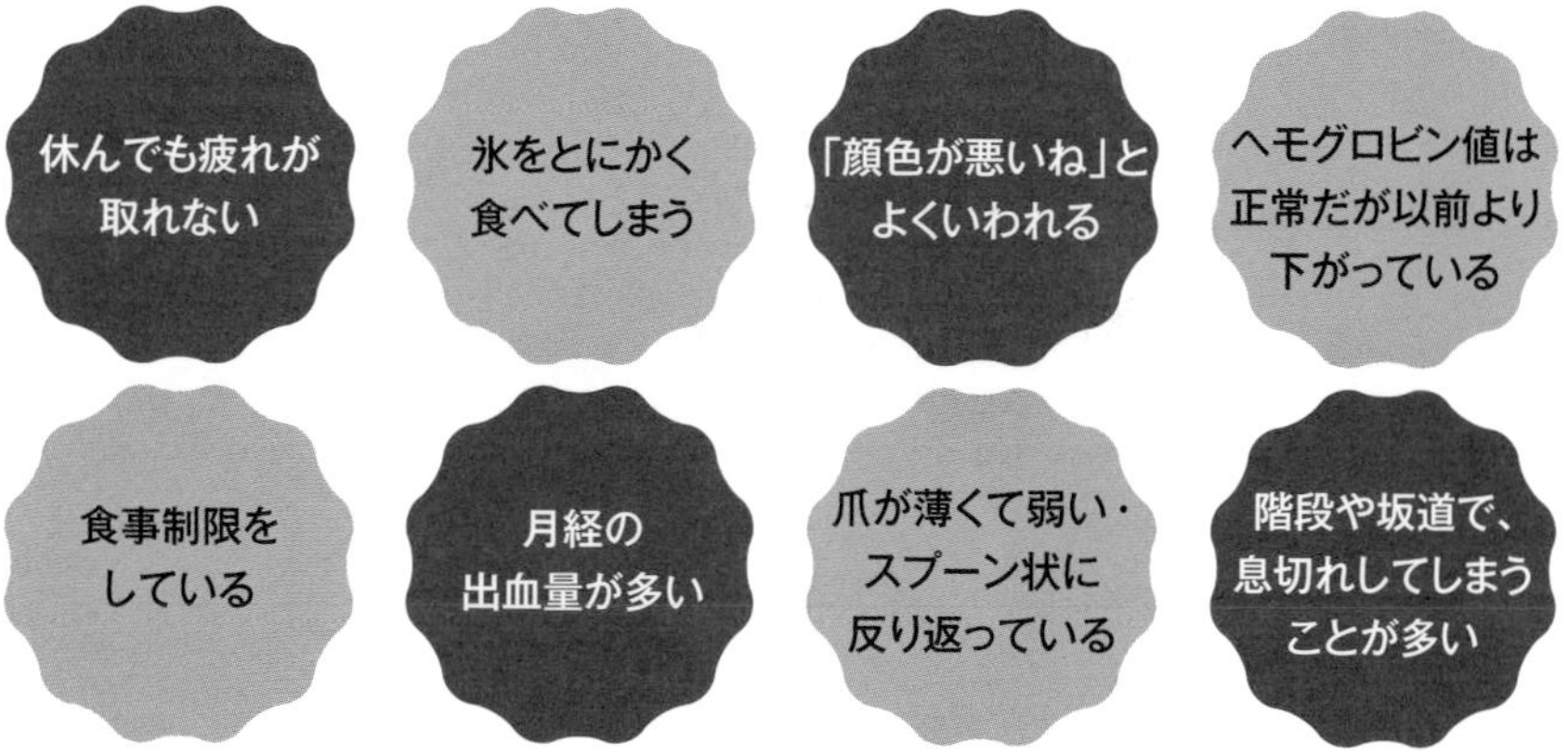
休んでも疲れが取れない
氷をとにかく食べてしまう
「顔色が悪いね」とよくいわれる
ヘモグロビン値は正常だが以前より下がっている
食事制限をしている
月経の出血量が多い
爪が薄くて弱い・スプーン状に反り返っている
階段や坂道で、息切れしてしまうことが多い

1つでも心当たりがあれば、鉄欠乏の可能性がある。「氷を食べたくなるのは何らかの中枢異常による現象と考えられる。鉄剤を使えば数日で改善する」（岡田さん）。ヘモグロビン値が正常範囲でも、前回の健診時の数値より下がっていたら要注意だ。

（山本佳奈さんと岡田定さんの取材を基に編集部で作成）

かり鉄を体に満たしておけば、不定愁訴が減って生活の質は高まり、妊活をする際にも赤ちゃんへの悪影響（40ページ参照）を減らせるはずだ。

※38：日本薬剤師会雑誌 38(12), 11-14, 1986

Topics

隠れ貧血を見つけるフェリチン検査で知っておきたいこと

日本人の20～40代女性は４割以上が隠れ貧血とされる(※39)。ただし、健康診断では通常フェリチンを測らないため、ほとんどの人が気づく機会がない、という問題がある。

「フェリチンが15ng/ml以下なら治療対象になるのですが、このことは医療者にもあまり知られていません。だから現実的には、症状のある人が『倦怠感があるのでフェリチンを測りたい』と積極的に医師に申し出るしかないのです」（岡田さん）

また、検査で「異常なし」の結果が出ても、すぐに安心してはいけないと岡田さんは助言する。というのも、検査数値の評価基準にばらつきがあるからだ。

「女性の最低値を４～５ng/mlとする検査会社が多いが、基準値を求めたときの母集団に隠れ貧血の人が相当数おり、値が低くなっています。日本鉄バイオサイエンス学会が設定した25～250ng/mlを基準値の参考にしてほしい」と岡田さん。フェリチンの検査結果が出たら、検査会社の診断結果だけをうのみにせず、念のため測定値が25ng/ml以下でないかをチェックするといい。

※39：「国民健康・栄養調査（平成21年）」より、血清フェリチン値15ng／ml未満の割合

フェリチン（貯蔵鉄）検査では検査会社の基準値をチェックしてみて

フェリチンの基準値 **25～250ng/ml**
12～25ng/ml未満　貯蔵鉄減少
12ng/ml未満　貯蔵鉄枯渇

上記は、日本鉄バイオサイエンス学会が設定した基準値と、貯蔵鉄の評価数値。検査会社によって基準値が違い、低い基準値で評価している場合もあるので「異常なし」の結果であっても注意が必要だ。

6

【カルシウム】不足すると、乾燥肌や全身の老化を招く

カルシウム不足は骨粗しょう症を招くことはよく知られているが、それだけでなく、さまざまな不調の原因になり、肌の潤いとも関係している。

カルシウムは全身のアンチエイジングの要

多くの人にとって、「カルシウムといえば骨」のイメージではないだろうか。実際、体内のカルシウムの99％は骨や歯に存在する。だが、「細胞や血液などに存在する残りの1％のほうが実は重要」と話すのは、女子栄養大学栄養生理学研究室教授の上西一弘さん。

「カルシウムには細胞の働きをオンにしたりオフにしたりする全身機能のスイッチの役割があります。カルシウムが細胞に出入りすることで、筋肉の収縮や神経の伝達、ホルモン分泌などが調節されています」（上西さん）

加えて近年、「肌の潤いの保持にもカルシウムが関与していることがわかってきました」と話すのは

同志社大学大学院生命医科学研究科教授の米井嘉一さんだ。

「健康な肌の表皮では基底層から顆粒層へと、肌表面に向かってカルシウム濃度が高くなります。この濃度勾配に従って細胞が移動し、規則正しく配列されたり、細胞にケラチンの含有量が増えて皮膚バリアが形成されます」（米井さん）

ケラチンは硬くて丈夫なたんぱく質で爪や髪に多い。「角質層にケラチンの硬いバリアがあると水分が蒸発せずに肌の潤いが保たれます。不足すると乾燥肌になる。また、表皮にカルシウムが十分にないと、温度や痛みの感覚センサーが過敏になり、かゆみが強く現れることもわかってきています」（米井さん）。

乳製品がとりやすい！　高カル食品を冷蔵庫に常備

体の機能維持にも美肌にも重要なカルシウム（図52）だが、日本人の摂取不足は長年解消していない。18～74歳の女性の推奨量は１日６５０mgだが、摂取量は20代では４０８mg／日、30代では４０６mg／日しかない（図53）。

「カルシウムは生命維持に不可欠なので、食事からの摂取量が不足し、血中カルシウム濃度が低くなると、骨のカルシウムが使われて補う仕組みになっています」（上西さん）。骨がカルシウムの貯蔵庫といわれるゆえんだ。

［図52］カルシウムの主な作用

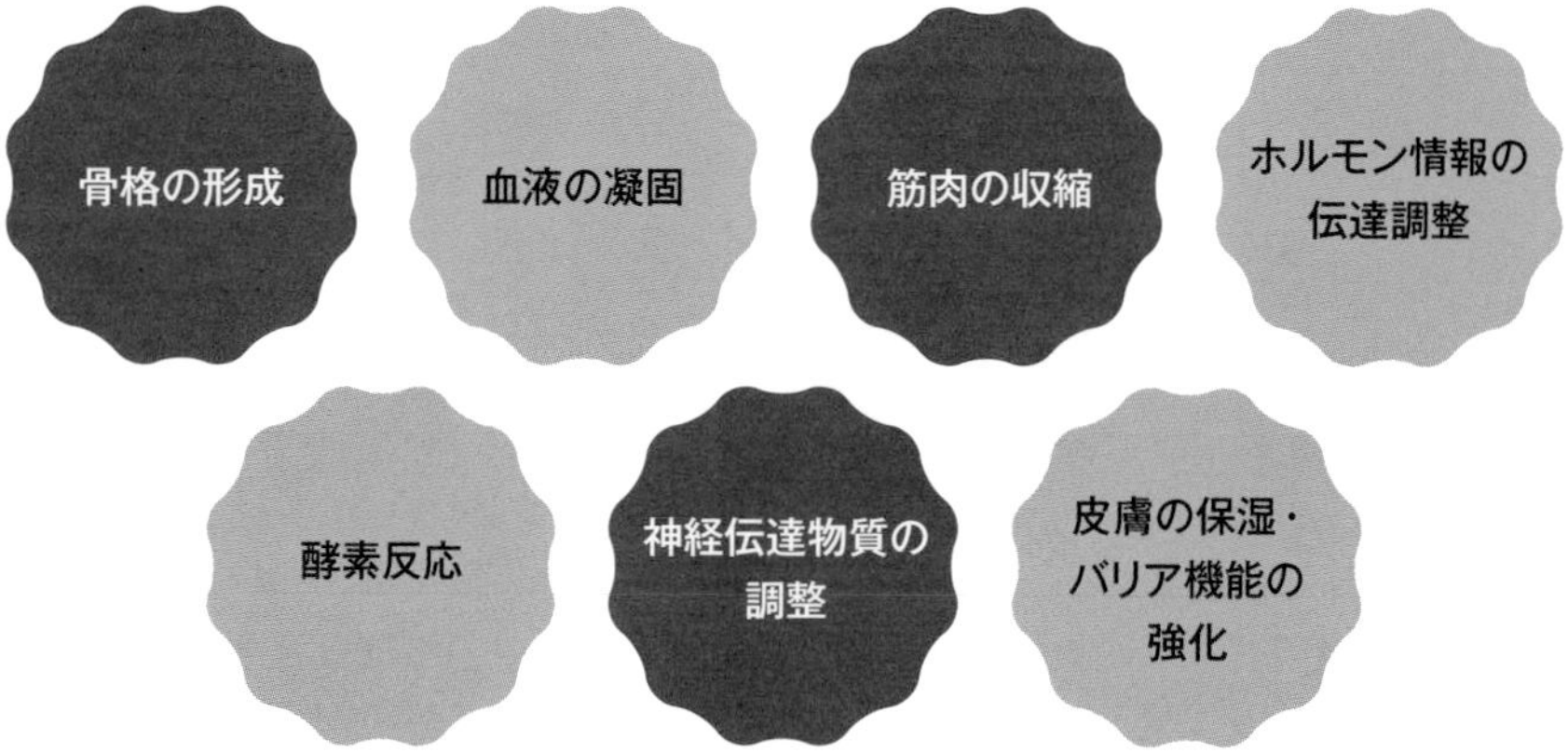
骨格の形成
血液の凝固
筋肉の収縮
ホルモン情報の伝達調整
酵素反応
神経伝達物質の調整
皮膚の保湿・バリア機能の強化

（取材を基に編集部で作成）

　この、骨からのカルシウムの出し入れには副甲状腺ホルモンＰＴＨ（Parathyroid hormone の略）が関わっている。

「ＰＴＨは、カルシウムが十分に足りている状態では骨にカルシウムを沈着させる働きがあります。しかし、慢性的なカルシウム摂取不足だと骨からカルシウムが溶け出して、血中に余分なカルシウムが増えます。一方で、ＰＴＨ分泌が過剰となり、その作用によってカルシウムが血管壁や腎臓に沈着して動脈硬化や尿路結石の原因になる。近年、脊髄神経の通り道である脊柱管にカルシウムが沈着することが、脊柱管狭窄症の原因の一つといわれ始めています」（米井さん）。このように、カルシウム不足は意外なところにも影響を及ぼし、病気や老化の一因になる。

　長年その重要性がいわれているにもかかわらず、カルシウムの摂取不足は一向に解消される兆しがない。うまく補うコツはないだろうか。

［図53］**全世代の女性でカルシウムは摂取不足**

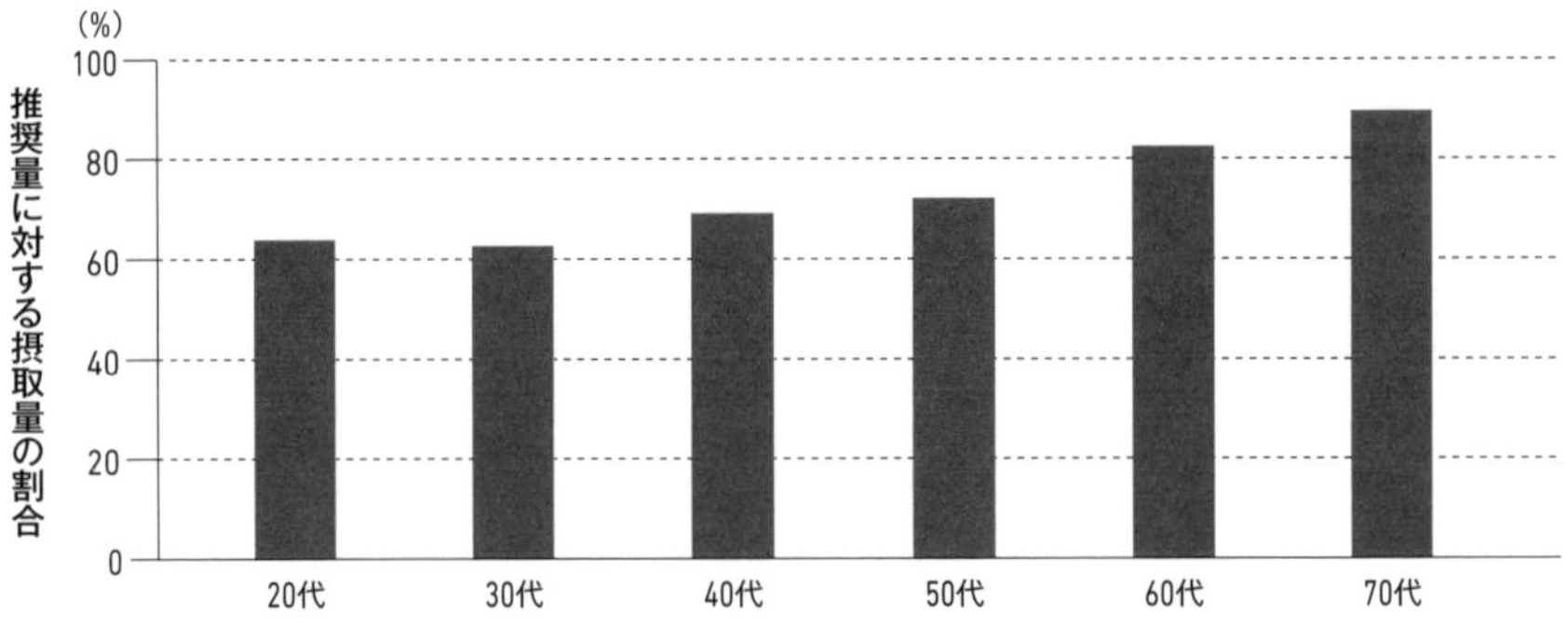

	20代	30代	40代	50代	60代	70代	
摂取量	408	406	441	472	539	574	(mg)
推奨量	**650**	**650**	**650**	**650**	**650**	**650**	

カルシウムは日本人の全世代で不足しているが、20・30代女性の不足の割合が顕著。「今の若い女性はカルシウムが不足しているだけでなく、運動不足もあり、このままだと、将来、骨粗しょう症になる人が確実に今より増える」（上西さん）。上図で70代の推奨量650mgは74歳までの値。

（出典：『日本人の食事摂取基準（2020年版）』、「国民健康・栄養調査（令和元年）」）

「牛乳やヨーグルトを毎日食べる、サンドイッチを選ぶときにチーズ入りを選ぶ、サラダやパスタに粉チーズをかけるなど、乳製品の活用はお勧めです。納豆、豆腐、シラスなど、調理せずに食べられる食品を冷蔵庫に常備するのもいいでしょう」（上西さん）

カルシウム摂取時にはビタミンDをセットでとるのが望ましい。ビタミンDがないと、カルシウムが腸管から吸収されにくくなるからだ（ビタミンDのとり方などについては129ページ参照）。また、「骨に重力がかかるとカルシウムが骨に沈着しやすくなります。立つ、歩くなどの負荷を加えることも大事です」と上西さんは話す。

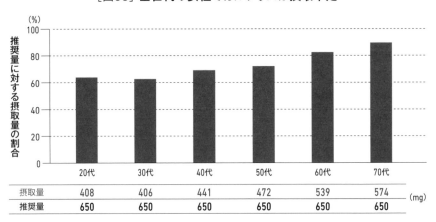

妊娠、授乳は骨量挽回のチャンス！

骨にカルシウムが蓄積される量（〝骨貯金〟）は成長期が最大で、30歳を過ぎると、それ以上に増えることはない。つまり、大人になったらよほど意識してカルシウムをとらないと、若いころにためた〝骨貯金〟は減る一方だ。

「もともとの〝骨貯金〟が少ない女性が妊娠すると、胎児が骨格形成のために使うカルシウムや、母乳を作るために必要となるカルシウムが母体の骨から優先的に供給されます。そのため、若くても妊娠中、授乳中に骨粗しょう症が進み、骨折してしまう女性もいます」（上西さん）

妊娠、授乳は母体の骨のダメージにつながりやすい半面、「成人後に骨量を増やす唯一のチャンスでもある」と上西さんはいう。

「産後、授乳をやめ、月経が再開するタイミングで、ホルモンのバランスが変化します。このとき破骨細胞の働きが抑えられて、妊娠前より骨量が上がることがあるのです」

このギフトを受け取るには、「産後もカルシウムをとり続けておくことがポイントです」と上西さんは話す。

7

【亜鉛】不足は「貧血」の原因に。美肌や美髪、筋トレにも欠かせない

「男性の精力増強」「味覚障害」などへの効用で知られる亜鉛。しかし亜鉛不足は女性に多い貧血の一因になっていることや、美肌など、美容にも必須の栄養素であることは意外に知られていない。

たんぱく質合成に不可欠な酵素を活性化する働きも

亜鉛の不足といえば、味覚障害との関連が有名だ。しかし実は、鉄不足と同様に、貧血の原因にもなる。「鉄欠乏性貧血」は赤血球を構成するヘモグロビンの材料である鉄が欠乏することで起こるが、「亜鉛欠乏性貧血」は赤血球が正常に作られないために起こる。

「亜鉛はＤＮＡの複製に必要で、不足すると細胞分裂が正常に行われなくなります。造血時に不足すると、赤芽球が赤血球に成熟しないため貧血になります。鉄欠乏と亜鉛欠乏は合併している場合が多いが、亜鉛欠乏性貧血は医療者にもまだ十分理解されていないため見逃されがち。貧血で鉄剤をのんでも改善しない場合、亜鉛不足を疑ってみるといいでしょう」と帝京平成大学大学院特任教授の児玉

［図54］「亜鉛不足」のサインとなる自覚症状の例

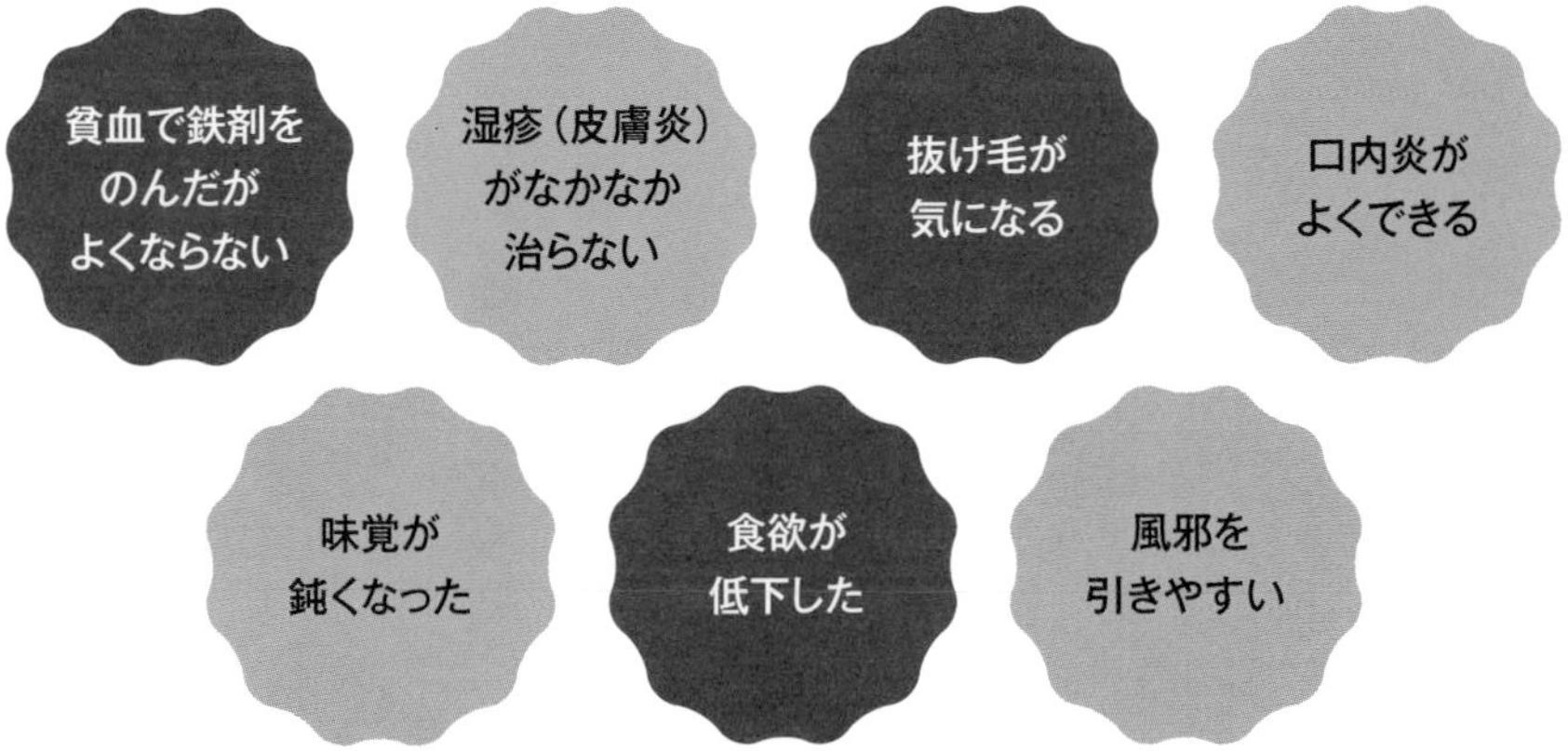
貧血で鉄剤をのんだがよくならない
湿疹（皮膚炎）がなかなか治らない
抜け毛が気になる
口内炎がよくできる
味覚が鈍くなった
食欲が低下した
風邪を引きやすい

「亜鉛が不足すると味蕾《みらい》、血液、皮膚、粘膜といったたんぱく質の代謝が盛んな細胞に影響が出る。免疫細胞の機能も低下するため風邪などの感染症にかかりやすくなる。上記の項目に1つでも自覚がある人は、亜鉛不足の疑いがある」（児玉さん）

（児玉浩子さんの協力で作成）

浩子さんは話す。

実は貧血や味覚障害以外にも、亜鉛不足は肌荒れや抜け毛などの美容面、また、骨粗しょう症、免疫機能の低下、男性不妊など多様な不調に関係している（図54）。

これは亜鉛には「たんぱく質が作られるときに不可欠な酵素を活性化させる働きがあるからです」（児玉さん）。亜鉛がないと働かない酵素は体内に300種類以上もあるという。

例えば、近年、その重要性が再認識され、美容やボディメイクのために意識してとる人が増えたたんぱく質だが、いくらたんぱく質を一生懸命とっても、亜鉛不足だと筋肉の合成や肌のターンオーバーがスムーズに行われない。努力がムダになりかねないのだ。「たんぱく質をとるときは亜鉛もセットで」を心がけたい。

亜鉛は細胞分裂やたんぱく質合成に必須なので、胎児や赤ちゃんの成長にも不可欠だ。「妊婦は鉄が不

[図55] **亜鉛摂取量が該当年齢の推奨量以下の女性の割合**

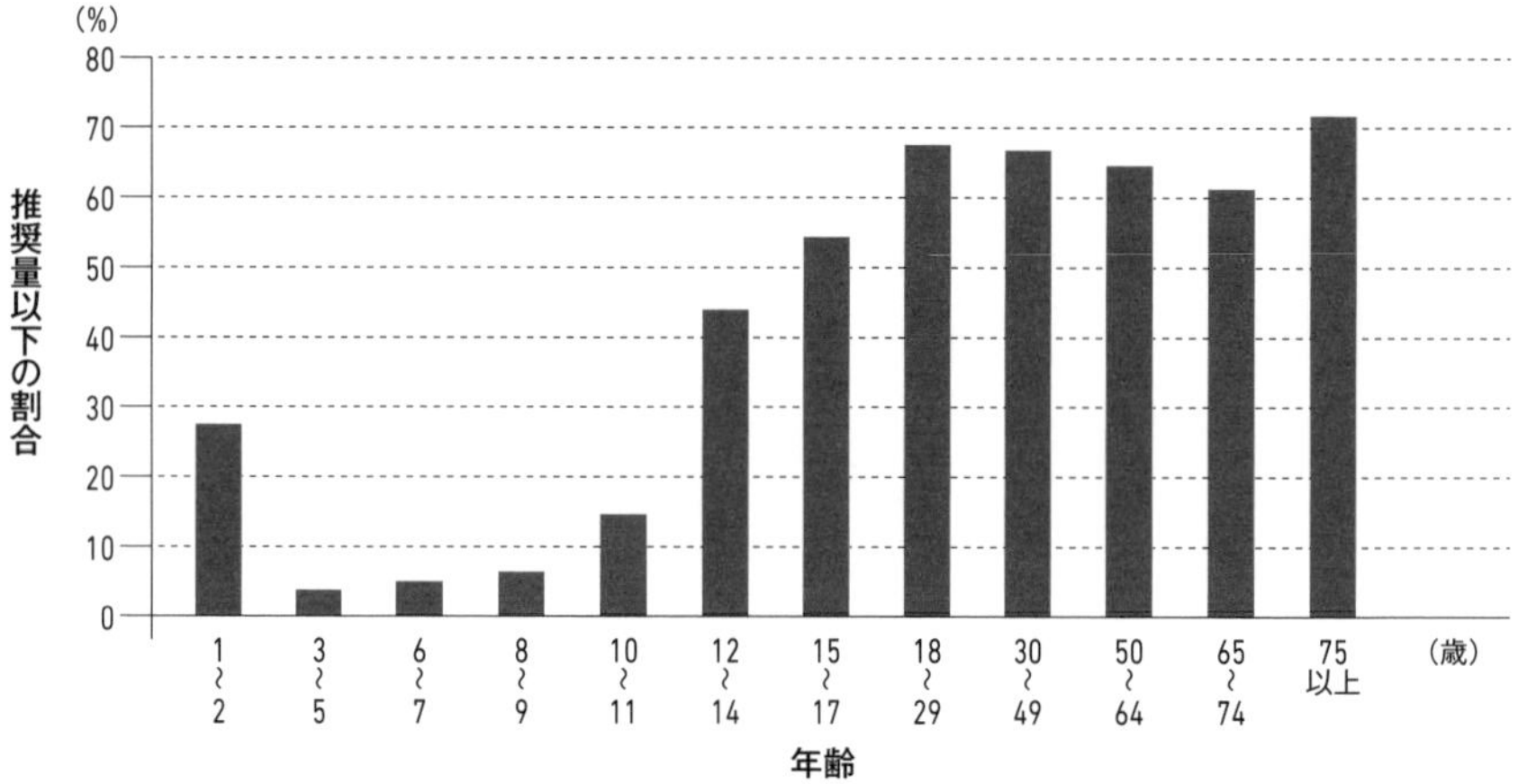

亜鉛不足は20～40代のワーキング世代に多い。肉の摂取が少ない人やダイエットで穀類の摂取を制限している人は要注意。「子どもに亜鉛不足が少ないのは給食のおかげと思われる」（児玉さん）。

（出典：『日本人の食事摂取基準（2020年版）』「国民健康・栄養調査（平成28年）」。岡山和代さん（広島国際大学医療栄養学部医療栄養学科准教授）提供）

足しやすいことが知られているが、亜鉛も同様に不足しています。将来妊娠を望む人や妊婦、授乳婦は、赤ちゃんのためにも、鉄とともに亜鉛の摂取も意識してください」と児玉さん。

菜食主義や糖質制限、スポーツをする人は不足しやすい

亜鉛の成人女性の摂取推奨量は1日8mgだが、18歳以降、60~70%の人で不足している（図55）。「国別に亜鉛欠乏の頻度を調べた研究では、日本人の15~25%が亜鉛欠乏状態でした（※40）。こんなに不足しているのは先進国では日本だけです」（児玉さん）。

また、「足裏への衝撃で赤血球が壊れたり、汗で排出量が増えるため、亜鉛はスポーツをする人も不足しがちです。気になる症状がある人は、病院で『亜鉛を測りたい』と申し出てください。保険適用で500円程度で検査ができます。血清亜鉛値が80μg／dl未満なら治療の対象になります」（児玉さん）。

肉や穀類をしっかり。加工食品は頻度を減らす

亜鉛を補うためには牡蠣が有名だが、頻繁にとれる食材とはいえない。日常的にとる食材として、肉、魚、卵、また大豆やナッツ、米などの穀物もいい供給源であることに着目したい。

「日本人は亜鉛の3割弱を穀物から摂取しているというデータがあります。主食を極端に制限するような食事は、亜鉛不足につながりやすいのです」と東北大学名誉教授の駒井三千夫さん。最近はやりの糖質制限ダイエットなどは、要注意だ。

亜鉛は動物性食材に多く含まれるため、「菜食主義の人も欠乏しやすいです」（児玉さん）。

また、「加工食品に使われる添加物の中には、亜鉛の吸収を阻害する作用を持つ〝亜鉛キレート剤〟を含むものがあります。亜鉛キレート剤のとり過ぎは、亜鉛欠乏の一因になります。加工食品は忙しいときなどにはうまく活用してほしいですが、同じものを食べ続けると、栄養が偏ったり食品添加物の多食に陥る可能性が高まります」と駒井さん。連日、加工食品ばかりになるのは避けたほうがよさそうだ。

※40：Scientific Reports 2015; 5: 10974.

8

【n-3系脂肪酸】心疾患やアレルギー、妊婦のうつ……。炎症を抑える油

若々しい血管を維持し、アレルギーを抑えるなどの健康効果が期待される魚油やアマニ油などの油は、n-3系脂肪酸に分類される。n-3系脂肪酸は、うつの予防や子どもの発達にも重要な役割を担う。

心血管病やアレルギーを抑える〝いい油〟

肉や魚、植物油やバターなどから、日々の食事のたびに私たちは油を体内に取り込んでいる。とり過ぎると肥満や動脈硬化を促進することから「油は悪者」とのイメージを抱いている人もいるかもしれない。しかし、近年の研究によって「脂質は〝質〟が重要」ということがわかってきた。

脂質の体内での働きを研究する慶應義塾大学薬学部教授の有田誠さんは、「脂質は体内で効率のよいエネルギー源になるほか、細胞の膜をしなやかに保ったり、炎症の制御に関わるなど、生命活動の維持に大切な役割を担っています」と説明する。

数ある脂質のなかで特に注目すべきなのがn-3系脂肪酸とn-6系脂肪酸。いずれも体内で作れないため、食事からとることが必要な「必須脂肪酸」だ。n-3系脂肪酸は魚介類（DHAやEPA）やアマニ油（αリノレン酸）、n-6系脂肪酸は大豆油やコーン油などの植物油（リノール酸）が主な摂取源となる。

国内で40歳以上の約3000人を対象に行った疫学調査では、血清中のn-6系脂肪酸（アラキドン酸＝AA）に対するn-3系脂肪酸（EPA）の比率（EPA／AA比）が0・5以下だと、5年後の心血管病による死亡率が上がるという結果がある（※41）。

しかし、「国民健康・栄養調査」ではn-3系脂肪酸摂取量は低めの横ばい状態だ。また、55歳以上のEPA／AA比は0・6ほどであるのに対して、45歳以下は0・3ほどと、若年層ほどn-3系脂肪酸の摂取が少ないこともわかっている（図56）。

その原因を、「魚を食べる頻度が減ったことやn-6系脂肪酸の摂取量が多いためでしょう。とった油は血液中の脂肪酸バランスに反映されますが、今のように摂取バランスが崩れたままだと若い世代の動脈硬化や心筋梗塞リスクが上がる心配があります」と有田さん。

有田さんは、体内でn-3系脂肪酸を合成できるようにしたマウスを用いて、n-3系脂肪酸が多い状態での体の変化を研究。その結果、心不全を発症しにくくなること（※42）、また、アマニ油の摂取による抗アレルギー効果も確認している（※43）。

［図56］若い世代はn-3系脂肪酸が不足

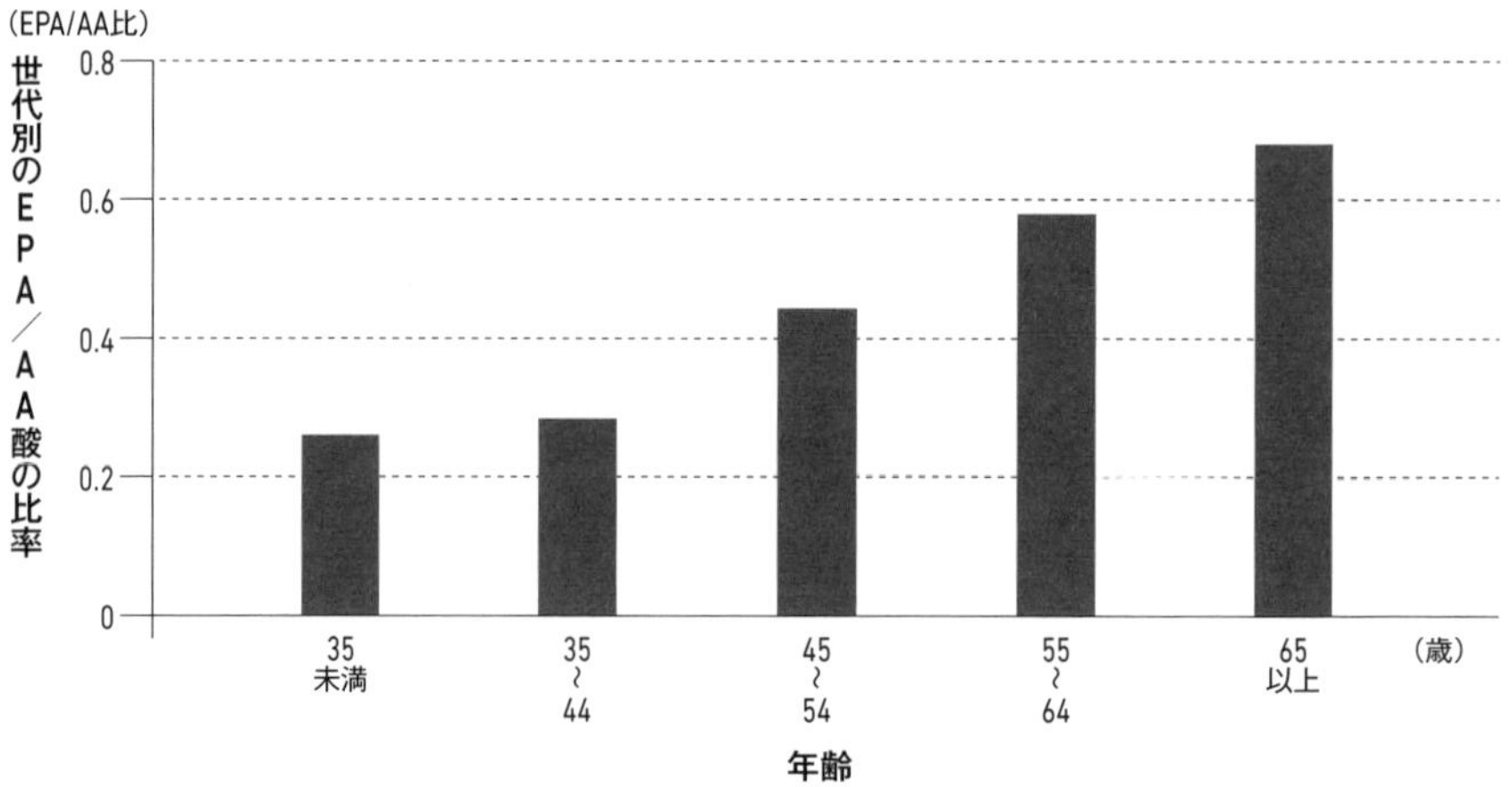

都市部に住む健康な日本人200人（男性126人、女性74人、平均50.3歳）の血清と赤血球中の脂肪酸を測定し、n-6系脂肪酸のアラキドン酸（AA）に対するn-3系脂肪酸のEPAの比率を世代ごとに算出。その結果、若い年代ほど血清中のn-3系脂肪酸が少なく、赤血球中の脂質も同様だった。若い世代はn-3系脂肪酸が少ないほどインスリン抵抗性も高くなった。（出典：J Atheroscler Thromb. 2010; 17(3): 285-294.）

「n-3系脂肪酸は、n-6系脂肪酸と競い合う性質を持ちます。n-3系脂肪酸の比率が高まると、炎症を抑制する代謝物が体内で産生され、n-6系脂肪酸が引き起こそうとする炎症反応を抑えます」と有田さんは話す。

※41：Atherosclerosis. 2013; 231(2): 261-267.
※42：J Exp Med. 2014; 211(8): 1673-1687.
※43：Sci Rep. 2015; 5: 9750.

妊婦のうつや生まれた子のIQにも関与

〝心の健康〟という側面からn-3系脂肪酸に注目するのは、東京大学大学院医学系研究科准教授の西大輔さんだ。

海外では、魚介類摂取量が少ないほど産後うつになりやすい（※44）、妊娠期にn-3系脂肪酸摂取が少ないと子どものIQが低くなるといった報告がある（図57）。

「妊娠期には、胎児の脳や骨髄、肝臓などの組織を

［図57］妊娠時の魚介類摂取量と8歳時の子どものIQが相関

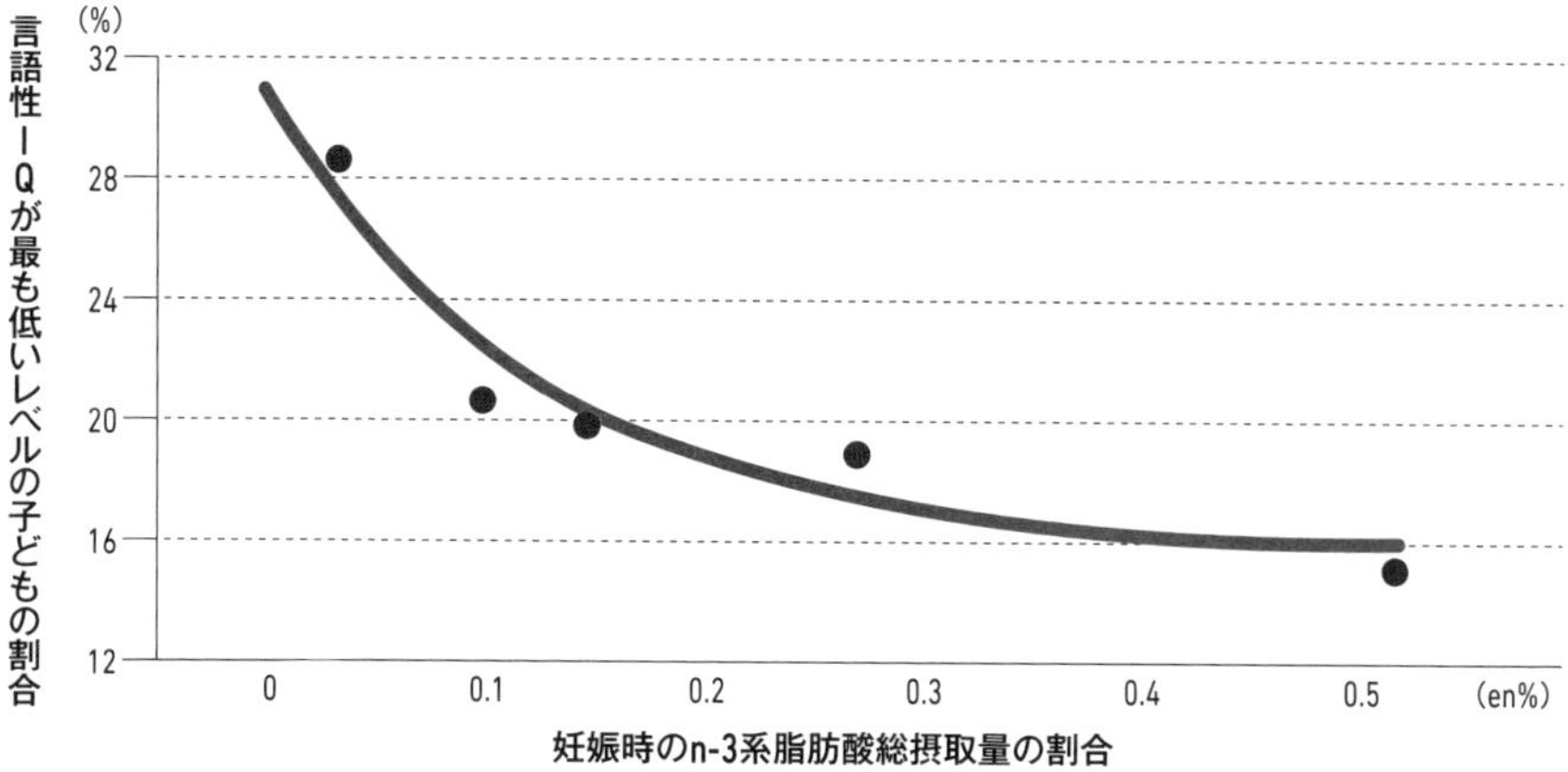

英国で1万1875人の妊婦の妊娠32週における魚介類摂取量を調査し、生後6カ月から8歳までの子どもの発達、行動、認知機能を評価。妊娠中の母親のうち65％は魚介摂取量が週340g未満だった。そのうち、総エネルギー摂取量に占めるn-3系脂肪酸の割合を見ると、n-3系脂肪酸摂取割合が低くなるほど、子どもの言語性IQが低下するリスクが増加した。（出典：Lancet. 2007; 369(9561): 578-585.）

形成するために、多量のn-3系脂肪酸が必要とされます。また、1回の妊娠で健常な母親の大脳の体積は出産までに約2~6%減少するという報告もあります。n-3系脂肪酸は脳の重要な構成要素です。精神の安定などのためにはEPAが、胎児の発達などにはDHAが特に重要と考えています」（西さん）

※44：J Affect Disord. 2002; 69(1-3): 15-29.

近年、妊娠中や産後のうつが問題になっていますが、この時期は服薬を希望しない人が多いため、「薬以外の対策が必要になります」と西さん。

そこで、妊婦にn-3系脂肪酸（EPAとDHA）を3カ月間とってもらったところ、妊娠中期から後期のエストロゲン値が急上昇するタイミングにn-3系脂肪酸を摂取した群で、うつ症状スコアが下がった（図58）。

「うつ病の原因の一つとして、慢性的な神経の炎症が考えられています。n-3系脂肪酸の抗うつ効果は、

［図58］**n-3系脂肪酸摂取でうつ症状スコアが改善**

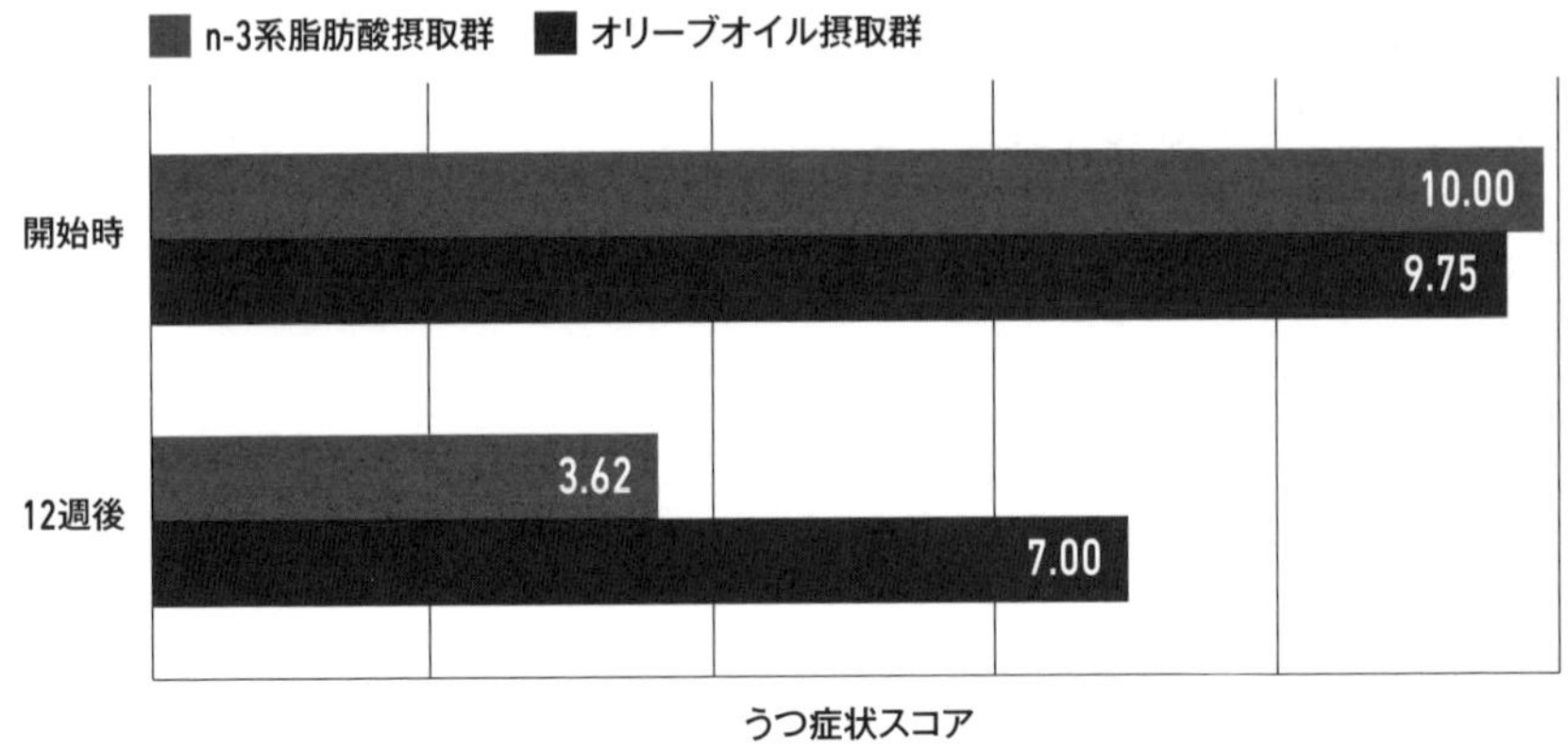

台湾と日本のうつ症状のある妊婦108人を、1日1800mgのn-3系脂肪酸（EPA1200mg、DHA600mg）をとる群、オリーブオイル2880mgをとる群に分け、摂取前と12週後のうつ症状スコア（HAMD）を比較。被験者全体での有意差はなかったが、施設ごとに解析すると、エストロゲン値が高くなる妊娠21.7週から開始した25人の群では抗うつ作用を確認した。（出典：Psychother Psychosom. 2019; 88(2): 122-124.）

EPAの抗炎症作用やn-3系脂肪酸がドーパミンやセロトニンなどの神経伝達物質に影響を与えていること、腸にも作用し脳腸相関に関与していることなどから説明できるのではないでしょうか」と西さん。そして「妊娠を考える人には、妊娠前から妊娠前期は葉酸を、中期から後期はn-3系脂肪酸を積極的にとってほしい」と話す。

うつ予防だけでなく中性脂肪を下げるためにも、油を見直しn-3系脂肪酸を意識してとることは重要だ。厚生労働省は、『日本人の食事摂取基準（2020年版）』でn-3系脂肪酸の1日の目安量を成人女性1・6～2・0gと定めている。

n-3系脂肪酸はサンマ、イワシなどの青魚に多い。外食時は刺身や焼き魚を選ぶなどでとる頻度を増やしたい。「アマニ油やエゴマ油をスプーン1杯ほど味噌汁やヨーグルトに垂らすのもお勧めです」（西さん）。

識者に聞く
3

女性の健康アップと妊活に寄与する〝基本〟の食生活

米国ハーバード大学准教授
ジョージ・チャヴァロさん

ハーバード大学公衆衛生大学院栄養疫学准教授のジョージ・チャヴァロさんは、日本で2013年に出版された『妊娠しやすい食生活　ハーバード大学調査に基づく妊娠に近づく自然な方法』(日本経済新聞出版)の著者。同書は女性の妊娠しやすさと栄養との関係について科学的に解明する内容で話題となった。

妊娠しやすい体とは、健康な状態と言い換えることもできるだろう。チャヴァロさんは、「妊活にいい食生活」は、すべての女性にとって健康に長生きするために実践すべき食生活だと話す。

女性だけでなく男性への有効性をも確認した「6つの法則」

「私たちは、約1万8000人を8年間追跡調査した米国の「看護師健康調査(Nurses' Health Studies＝NHS)Ⅱ」の結果から、女性の妊娠の可能性を高める食生活の法則を導き出し、『妊娠しやすい食生活』として書籍をまとめました。その後の研究で、この法則は、女性だけではなく男性の妊活にも同様に当てはまることがわかりました。

また、これらの法則は、糖尿病や心臓病、脳卒中などの予防にもなる項目で、長い人生を健康に生きることの基礎でもあります。妊活する人もしない人も、より健康な体の状態を維持するために、今すぐ自分自身でできることとして、ぜひ実践してほしいと思います」とチャヴァロさんは強調する（以下本項「　」内すべて同）。

「看護師健康調査Ⅰ」は、ハーバード大学公衆衛生大学院が１９７６年から12万１７００人の既婚女性看護師（30～55歳）を対象に始めた大規模な疫学研究だ。第2次看護師健康調査（ＮＨＳⅡ）は、ＮＨＳⅠより少し若い25～42歳の未婚・既婚看護師11万６４３０人を対象に１９８９年から始まった。チャヴァロさんらは、ＮＨＳⅡの対象者のうち、「妊娠を希望している」と回答した約1万８０００人を8年間追跡調査して、食生活と妊娠との関係を調べた。

その結果、次ページに紹介する「妊娠の可能性を高めるための食生活の『６つの法則』」のうち、１つでも実践している女性は、１つも実践していない女性に比べて不妊になるリスクが30％下がった。また、実践数が多い女性ほど、排卵障害になるリスクが低かった（※45）。

※45：Obstet Gynecol. 2007; 110(5): 1050-1058.

Tips

妊娠の可能性を高めるための食生活の「6つの法則」

① 全粒小麦粉、玄米などの精製度の低い穀類を選び、精製された炭水化物は減らす。

② 不飽和脂肪酸を積極的にとり、トランス脂肪酸は避ける。

③ 植物性たんぱく質を積極的にとり、動物性たんぱく質の割合を相対的に減らす。

④ 葉酸(少なくとも1日400μg)や鉄分を積極的にとる。

⑤ 水を十分に飲む。砂糖入りの清涼飲料水は控え、コーヒー、紅茶、アルコールは飲み過ぎない。

⑥ 体重をコントロールする。太り過ぎているなら、体重の5〜10%を減量する。日本人女性の場合、最適なBMIの目安は19〜23程度。1日30〜60分、体を動かす。

(『妊娠しやすい食生活 ハーバード大学調査に基づく妊娠に近づく自然な方法』(日本経済新聞出版)とチャヴァロさんの取材を基に編集部が作成)

特に妊活には「血糖値を上げない食事」が重要

チャヴァロさんらハーバード大の研究グループが、マサチューセッツ総合病院と共同で行っているEARTH（The Environment And Reproductive Health＝環境とリプロダクティブ・ヘルス）研究でも、この「6つの法則」のような食生活をより忠実に実践している人のほうが、生殖医療による出産率が高いことが示されている（※46）。

「なかでも、精製された穀類ではなく、全粒粉を含む精製度の低い穀物などの炭水化物や野菜・豆などをとって、血糖値の上昇を緩やかにすることが特に重要です」

血糖値が生殖機能にまで影響を及ぼすのはなぜなのか。

女性の場合、精製された穀類や砂糖入り清涼飲料水、スナック菓子などによって血糖値が急激に上がり、それを下げるために膵臓からインスリンが大量に分泌されると、性ホルモン（テストステロンやエストロゲン）と結合する作用のある物質（性ホルモン結合グロブリン）の分泌が低下する。テストステロンは男性に多いが、女性も卵巣や副腎から分泌している。性ホルモン結合グロブリンが少なくなると、結果的に、結合する相手のいないテストステロンが血液中にとどまって排卵の邪魔をすることになるのだという。

こうしたテストステロンの増加は、排卵障害をもたらす「多嚢《のう》胞性卵巣症候群」の原因にもなる。

実際、多囊胞性卵巣症候群がある女性は、月経不順に悩まされることが多いのだ。

※46：Am J Obstet Gynecol. 2019; 220(6): 567.

n-3系脂肪酸、魚と葉酸は積極的にとりたい

「6つの法則」の2つ目にある不飽和脂肪酸とは、魚に多いことで知られるn-3系脂肪酸などの多価不飽和脂肪酸と、オリーブオイルやキャノーラ油などに多い一価不飽和脂肪酸のこと。これらの油（脂肪酸）は、悪玉コレステロールとも呼ばれるLDLコレステロールの数値を下げ、血液中に血栓（血液の塊）ができるのを防ぎ、心臓病や動脈硬化からも体を守る働きをする（156ページのn-3系脂肪酸の項参照）。

「逆に、同じ不飽和脂肪酸でも植物油などを加熱した際などに生じるトランス脂肪酸は、血管の健康に悪影響を及ぼし、その摂取量が多いほど、排卵障害や不妊のリスクが高まります。健康への悪影響が大きいため、米国など多くの国では、すでにトランス脂肪酸の使用が禁止されています」

ちなみに、トランス脂肪酸はマーガリンやショートニングなどに多いとされるが、日本ではメーカー各社が減らす努力を行っており、その場合には商品に表記されていることも多い。

3つ目の植物性たんぱく質は大豆製品、ナッツ類などからとることができる。

「相対的に減らしたほうがいい動物性たんぱく質は、牛肉、豚肉などの赤身肉と加工肉です。一方、

魚はむしろ増やしたほうが、妊娠の可能性が高まります」

ＥＡＲＴＨ研究でも、月1回程度しか魚を食べない女性の生殖医療による出産成功率は34・2％だったのに対し、週2〜3回食べる女性では47・7％と明らかに高かったからだ(※47)。

４つ目の葉酸はビタミンＢの一種で、厚生労働省も妊娠の可能性のある女性には、神経管閉鎖障害のリスク低減のために、サプリメントで1日４００㎍をとることを勧めている（１３３ページの葉酸の項参照）。

ＥＡＲＴＨ研究の結果では、食事からの摂取に加えて葉酸サプリメントを１２００〜１５００㎍補充している米国人女性は、葉酸の摂取量が1日４００㎍の女性に比べて生殖医療による妊娠成功率が高かった。

血液中のビタミンＢ12濃度が高いと生殖医療の妊娠成功率が高まることもわかっており、チャヴァロさんは、葉酸８００㎍以上とビタミンB6、Ｂ12の入ったマルチビタミンサプリメントの摂取を勧めている。

※47：Am J Clin Nutr. 2018; 108(5): 1104-1112.

排卵障害や不妊との関係が注目されているビタミンＤも

さらに、６つの法則には含まれていないが、排卵障害や不妊との関係が注目されている微量栄養素は、ビタミンDだ。生殖医療を受けている１００人の米国人女性を対象にしたチャヴァロさんらの研究（※48）では、血中ビタミンD濃度が高い人のほうが受精率は高かった。ビタミンDは、キノコ類やサケ、青魚などの食品からとる方法のほか、日光を浴びれば皮膚で合成できる（１２３ページのビタミンDの項参照）。

「ビタミンDが含まれる食品は限られるので、日光に当たってビタミンDを合成することが大切です。充足している人がサプリメントでビタミンDを摂取するメリットはあまりありませんが、ビタミンD欠乏症（血中ビタミンD濃度20ng／ml未満）の人はサプリメントで補充するとよいでしょう」

ちなみに、日本人女性の８割以上がビタミンD不足だったとの報告があるのはビタミンDの項で述べた通りだ。

※48：Am J Clin Nutr. 2016; 104(3): 729-735.

砂糖をとり過ぎず、アジア人の最適体重BMI19〜23程度を目指す

５つ目の砂糖を大量に含む炭酸飲料や清涼飲料水は、肥満を招くだけではなく、血糖値の上昇が排卵の抑制につながる。

６つ目の体重コントロールについては、BMI18・5未満のやせ過ぎと肥満（BMI25以上）は妊活に悪影響を与えることがわかっているからだ。看護師健康調査ⅡやEARTH研究から導き出された妊娠に最適なBMIは米国人の場合20〜24までだ。

「日本人などアジア人は骨格が細いため、ＢＭＩ19～23程度が最適ではないでしょうか。体重や血糖値をコントロールして妊娠しやすい体を作るためには、1日30分程度の有酸素運動を続けることも重要です」

運動をまったくしていない人は、1日30分ウォーキングをするなど体を動かせば、糖尿病などの病気の予防にもつながる。一方、体操選手や長距離ランナーのような激しい運動とやせ過ぎは、生殖機能に悪影響を与えるので、避けたほうがいいそうだ。

最後にチャヴァロさんはこう強調する。

「残念ながら、これらの法則を忠実に守れば妊娠が必ず成功するかといえば、答えは『ノー』といわざるを得ません。同様に、実践すれば必ず、病気知らずになれるということでもありません。妊娠が成立する可能性を高めたり、健康を維持する方法ではあるものの、これを食べれば絶対に妊娠する、健康になるという食べ物はないからです。それでも、食や栄養、運動習慣の改善は、誰もがすぐに、自分自身で取り組めることです。今日からでもぜひ実践してください」

付録

ヘルシー・マザリング・プロジェクトとパートナー企業の活動について

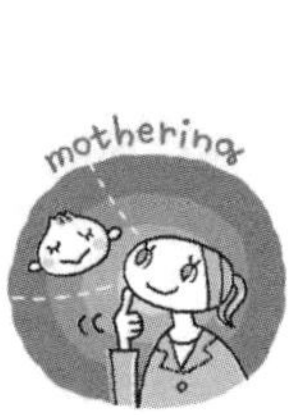

女性の栄養不足の解消はSDGsの実現にも必須

ヘルシー・マザリング・プロジェクトは、若い女性のやせと低栄養が、本人と次世代の健康にとって悪影響を及ぼしているという医学的な問題について、適切な行動や支援を促す目的で、2018年秋にスタートした。当の女性たちのほか、社会や企業などにも理解を広めるための啓発活動・キャンペーンである。

プロジェクトを主催する日経BP 総合研究所 メディカル・ヘルスラボは、『日経ヘルス』や『日経ヘルスプルミエ』など、女性向け健康誌の元編集長や元編集委員らが主要メンバー。日本DOHaD学会理事長の福岡秀興・福島県立医科大学特任教授らへの取材活動を通じて、若い女性の栄養不足の問題点を広く啓発する重要性を認識したのが、プロジェクトを立ち上げたきっかけだ。メディア1社で啓発活動するより、一般企業や研究機関、医

① メディアセミナー

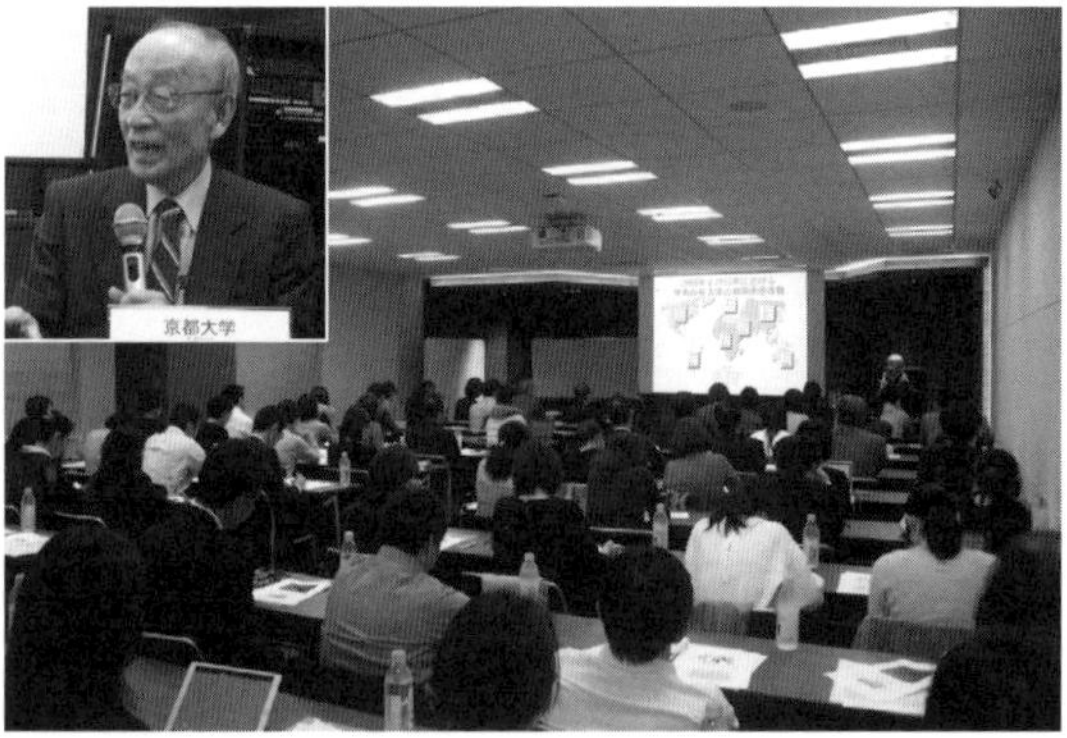

栄養不足ややせ過ぎが、どのような弊害をもたらすかの理解を深めるため、メディアの記者・編集者に対して行ったメディアセミナー。

師や栄養士などの専門職、大学、地方自治体など、産官学をまたぐメンバーとともに危機感を共有し、学び合い、考えることが課題解決の近道と考え、パートナー企業の賛同を得て活動を開始した。

活動のアドバイザリーボードは、国立成育医療研究センター理事長の五十嵐隆さん、産科婦人科舘出張佐藤病院院長の佐藤雄一さん、前出の福岡秀興さん、一般社団法人ラブテリ代表理事の細川モモさん、順天堂大学大学院プロバイオティクス研究講座特任教授の山城雄一郎さん、慶應義塾大学名誉教授の吉村泰典さん（50音順）に引き受けていただいている。

研究会で研究の情報や社会実装の例を学び、セミナーや記事で情報を発信

活動は、問題に対する学び・ディスカッション・解消策の検討のための研究会と、対外的な啓発活動・キャンペーンの2本柱だ。最新情報を学ぶ研究会では、コホート研究の研究者、現場で妊婦の栄養指導をする産婦人科

② 働く女性向けセミナー

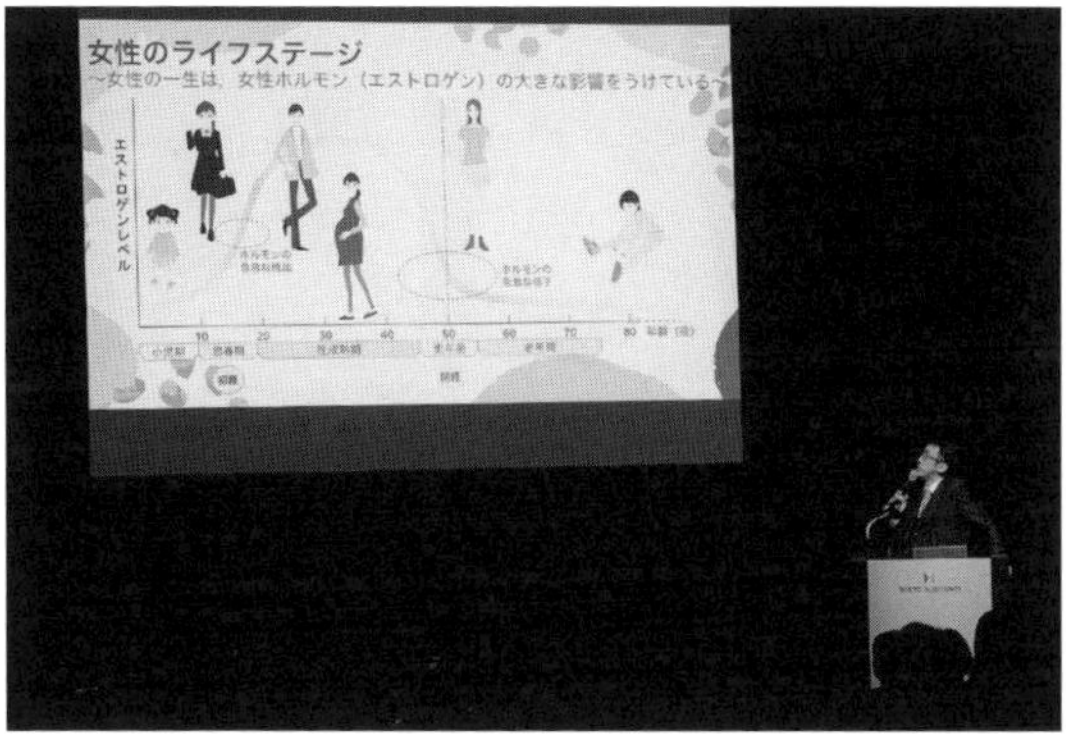
女性のライフステージ
~女性の一生は、女性ホルモン（エストロゲン）の大きな影響をうけている~
エストロゲンレベル

著名人や産婦人科医をゲストに迎え、これから妊娠をしたいと思っている働く女性向けに、妊活の中での栄養の重要性を訴えるセミナー。

医師、女性の健康支援や調査を行う栄養の専門家、医療情報を社会実装につなげる研究者、栄養や妊娠のビッグデータビジネスを行う企業人など多様な講師から、深い情報を得た。

啓発活動・キャンペーンは、日経BPグループのメディアから強力に行ってきた。『日経クロスウーマン』の連載「ヘルシー・マザリング・プレス」、『日経ヘルス』の連載「女性のカラダと栄養基礎講座」ほか、ビジネスパーソン向けのウェブサイト「ビヨンドヘルス」でも発信してきた。

自社メディアにとどまらず、幅広いメディアに向けて問題の深刻さを知ってもらい、広く発信してもらうことを目的に、日本学士院長の井村裕夫・京都大学名誉教授の協力を得て、マスコミ各社や医療・育児分野のジャーナリストを集めてメディア向けセミナーも行った（写真①）。

啓発活動・キャンペーンは、一般向けのセミナー活動にも及ぶ。これから子どもを持ちたいと思っている働く女性向けセミナー（写真②）のほか、女子栄養大学の協力の

③
管理栄養士を目指す
大学生向け特別授業

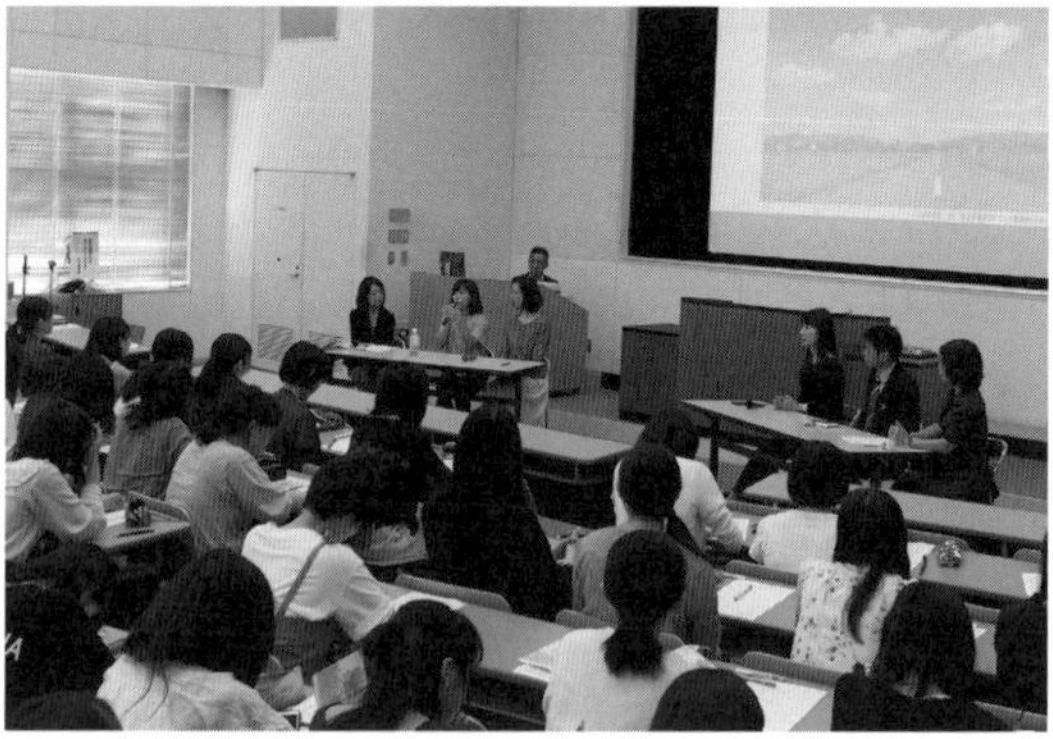

女子栄養大学の協力を得て、これから管理栄養士を目指す学生に、やせ過ぎの問題を授業で紹介。パートナー企業の取り組みも紹介して、具体的な活動への理解を深めた。

下、管理栄養士の卵である大学4年生向けの授業（写真③）や、大学2年生向けのオンライン授業でもメッセージを発信。また、未病対策に力を入れる神奈川県健康医療局保健医療部健康増進課の協力を得て、神奈川県下の任意の市町村の出産・婚姻、成人式などの窓口で、女性の健康と栄養の重要性を伝える小冊子（写真④）を配布している。

このプロジェクトの活動は、国連の17の持続可能な開発目標のうち、「2 飢餓をゼロに」「3 すべての人に健康と福祉を」「4 質の高い教育をみんなに」「5 ジェンダー平等を実現しよう」「8 働きがいも経済成長も」「12 つくる責任つかう責任」「17 パートナーシップで目標を達成しよう」の7つの目標実現も目指している。

こうした活動趣旨に賛同し、初年度から活動を共にしてきたパートナー企業は、バイエル薬品、明治、ロート製薬の3社（50音順）。プロジェクトに参加した思いと、「女性の栄養不足」の解消のために各社が取り組んできた活動について、次からコンパクトに紹介する。

④ 神奈川県で配布している啓発用小冊子

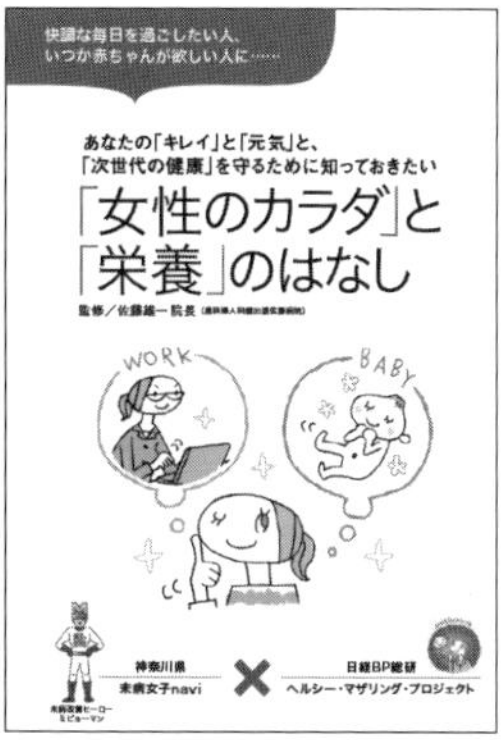

神奈川県未病女子naviと協力し、神奈川県下の任意市町村経由で若い女性に配布している小冊子『「女性のカラダ」と「栄養」のはなし』。

バイエル薬品

「栄養が足りない」という啓発は難しい。コンソーシアムからの発信による社会的インパクトに期待。妊活の栄養は、女性だけでなく男性も一緒に！

赤ちゃんの成長に不可欠な葉酸を中心に、12種類のビタミンと6種類のミネラルを配合した妊活サプリメント「エレビット」を2016年から取り扱うバイエル薬品。

エレビットは、のみやすい小粒の錠剤3粒で、日本人女性に不足する量のビタミン・ミネラルが補えるように日本人向けに設計されたサプリメントだ。

主成分である葉酸は、妊娠前からとっておくことで赤ちゃんの先天性神経管閉鎖障害の発症リスクを下げることがわかっており、「妊活の栄養素」ともいわれ注目されつつあるが、十分な認知が得られているとはまだいえない。

そんななかで、女性、特に妊娠を希望している人、妊娠中の人に対して、母子の栄養の大切さを啓発し、製品の必要性に対する理解を促したいわけだが、「食べるものがあふれている日本で、『栄養が足りない』ということを啓発することが、なかなか難しい。そうした情報を広めるには、当社単独で活動をするよりも、コンソーシアムで取り組むことで、社会的なインパクトが大きくなるし、お互いの学びにもなる点に魅力を感じた」。これがヘルシー・マザリング・プロジェクトに参加した理由だ。

プロジェクトでは、女性向けメディアを通じて栄養に関する記事を集中的に発信するほか、働く女性を対象にした妊活の栄養やプレコンセプションケアの重要性をテーマにしたセミナー、女子大学生に向けた栄養不足の問題点を学んでもらう授業などの活動も協賛企業が合同で行うことが多い。こうした情報発信も、単独で行う場合より、社会的なメッセージとして発信力が強化できると感じている。

妊婦と医療者との会話づくりツール「ニュートリションブック」

消費者への啓発はプロジェクトで行う一方で、医療関係者への啓発や、医療現場での栄養指導のコミュニケーションをサポートする活動は継続して行っている。

日本では医学部で栄養について学ぶ機会が少なく、また、医師にも栄養不足が健康にもたらす問題点が十分に浸透しているとはいえない。葉酸は妊娠前からの摂取が先天性神経管閉鎖障害のリスク低下に役立つことが明らかになっているため、産婦人科医に対して、妊娠中だけでなく、妊娠前からの栄養の重要性を啓発する活動を学会活動やセミナーを通じて積極的に行ってきた。

2018年くらいまでは、葉酸の啓発を主力に行っていたが、その後は、プレコンセプションケアや、広く栄養そのものの重要性を主題にすることが増えたという。

また、栄養士や看護師、医師などが妊婦に栄養の重要性を伝える際のコミュニケーションツールとして使えるようにと、「ニュートリションブック」を作成。栄養を学ぶ、食事を記録するパートに加え、レシピステッカーなどを貼れる「お楽しみページ」も加えた3部構成にして、妊婦が楽しみながら栄養改善に取り組めるよう工夫した。

「ニュートリションブックはあくまでも、妊婦さんと看護師やスタッフが栄養について話すきっかけづくり、会話を楽しんでもらうツール。会話が発生しないと啓発は生まれていかない、という考え方が基本にある」と説明する。徐々に、「このニュートリションブックを使って栄養指導している」というクリニックが増え、手ごたえを感じているという。

「カップルで取り組む妊活」のメッセージ商品としてアワードを受賞

栄養不足と妊活の問題を女性だけの問題から、男性の妊活にも広げた点にも注目したい。同社は2020年から、男性用の妊活サプリメント「メネビット」も取り扱っている。抗酸化作用を持つビタミンEや細胞の代謝をサポートする亜鉛など、9種類のビタミン・ミネラルを配合したメネビットは、妊活には男性側の栄養状態も重要であることを訴求する商品だ。

これまで日本の男性用サプリメント市場は、精力増強をイメージさせるものが中心だったが、メネビットは男性妊活に栄養という視点を取り込んだ新しい商品だ。発売の根底には、「妊娠・出産は女性だけの問題ではなく、男性も一緒に行うものという考えがあった」。

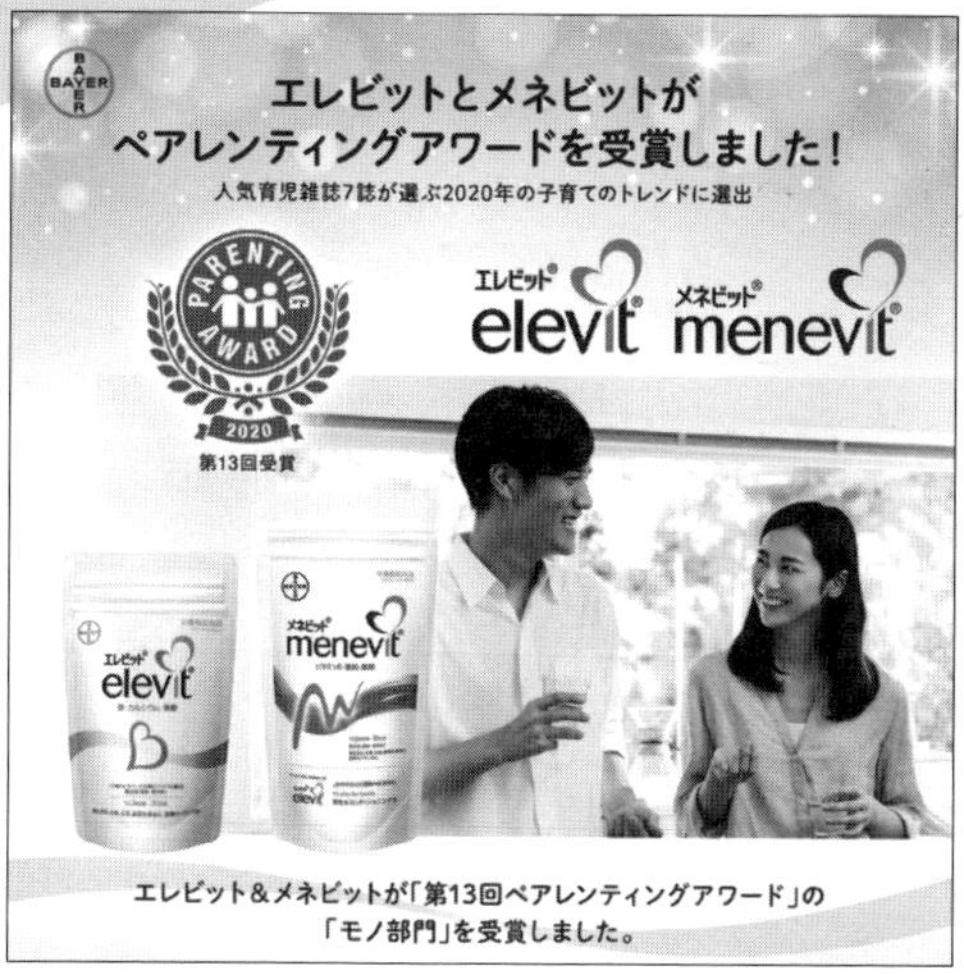

夫婦で妊活に必要な栄養をとる、という新しい提案をしたエレビットとメネビットは育児雑誌7誌が選ぶ、その年最も話題となった育児に関するモノとして、2020年の「ペアレンティングアワード」を受賞した。

エレビットとメネビットで発信した、「妊活は女性一人でなく、カップルが二人で取り組もう」というメッセージは時代に評価され、2020年、エレビットとメネビットは育児雑誌7誌が選ぶ、その年最も話題となった育児に関する「モノ」として、「ペアレンティングアワード」を受賞した。「妊活は女性が主体になりがちなところ、〝ペアサプリメント〟という新しい考え方で、カップルが二人で取り組む妊活の心強いサポートとなり、日本の子育てシーンに元気を与えた」というのが受賞理由だ。

妊活を含め、健康を維持するには栄養が大切というメッセージは、ともすれば当たり前と思われがちなだけに、繰り返し何度も、そしていろいろな角度から伝えていくことが大切だと同社は実感している。

●お話を伺ったのは……
バイエル薬品　エレビットシニアブランドマネジャーの栗原宏枝さん
同社　メディカルアドバイザーの菊香美紀さん

明治

プロジェクトに参加して「食品メーカーだからできること」を認識。「手軽さ」とアイテムの豊富さで間口を広げ、たんぱく質の不足解消を促す

老舗の粉ミルクメーカーとして、常に母親と赤ちゃんの健康をウオッチしてきた明治。そのため、やせた妊婦が増えていること、そのことが生まれてくる赤ちゃんの健康リスクに影響を及ぼすというDOHaD問題についても、かなり前から危機感を抱いていた。「この低栄養問題について、何かできることはないか、何かしたいとずっと思い続けていたが、民間企業ができることを具体的に見つけられずにいた」という。

一方、2010年代前半ごろからは、たんぱく質の摂取量の低下が明らかになっていた。量でいうと、終戦後の1950年代と同程度、ピーク時（1970~90年代）と比べて10g程度も減っていた。三大栄養素の一つであるたんぱく質の摂取量の低下は、国民の健康に黄色信号が灯っていることを意味する。

明治はこれを解決すべき社会課題と位置づけ、「今より積極的にたんぱく質をとってほしいということをメッセージし、それを手助けする情報普及や商品発売を行い、それらを裏付ける研究をすることが、当社の強みを生かしながら社会に貢献できることだ」という考えのもと、た

んぱく質の摂取量の低下や低栄養の問題に取り組むことを目標に掲げた。

そうした背景を持つ同社がヘルシー・マザリング・プロジェクトに参加したのは次のような理由からという。「たんぱく質を含む若い女性の栄養不足という問題の解決に向けて、当社一社ではなく、医師や栄養の専門家、関連企業の方々と一緒に社会に訴え、活動できるのが魅力でした。たんぱく質を扱う当社がたんぱく質の重要性を伝えることと、仲間がいるところで多くの栄養の一つとしてのたんぱく質の重要性を伝えるのでは、違うことができる」。

また、「プロジェクトに参加しての一番の収穫は、食品会社としての役割をはっきりと認識できたこと。菓子や飲料など身近な食品を扱う当社は、より専門的な商品を扱う他社と役割を分担することができる。我々の役割は、消費者が少しでも栄養をとりやすくなるように、間口を広げることだと感じた」と話す。

ふだん食べるものを置き換えるだけで、たんぱく質摂取量は増やすことができる

明治は商品と情報の普及により、たんぱく質摂取量の増加を目指している。

2015年からミルクプロテインプロジェクトを立ち上げ、たんぱく質摂取の重要性を訴え、2020年には「たんぱく質をしっかりとろう」というメッセージを形にした商品群を発売した。

朝食・昼食・夕食・間食とライフスタイルに合わせて、誰でも手軽にたんぱく質を摂取でき

るように、ヨーグルト、乳飲料、チーズ、スープ、グラタン、チョコレート、ビスケット、アイスクリームなど多くのカテゴリーでたんぱく質含有商品を展開しているのは、社会課題の解決という明確な目的があるからだろう。

「ふだん食べているものから、意識してたんぱく質商品に置き換えるだけで、健康な食生活に近づくことができる。当社としては、それが手軽な商品であれば、より多くの人に受け入れられるということ、おいしさを追求しながら機能性を高めることが食品会社の役割として重要であることを意識している」

たんぱく質をとる意味を確認する研究。「とるだけで筋肉が増える」ことを明らかに

たんぱく質の重要性を社会に示すための研究にも力を入れている。たんぱく質と筋肉の関連には様々な研究成果や考え方があるなか、国立研究開発法人医薬基盤・健康・栄養研究所との共同研究で、たんぱく質摂取量と筋肉量増加の相関関係をメタ解析（複数の研究を収集して比較統合する分析手法）したのだ。

その結果、年齢や性別に関係なく、また、運動をしたほうが効果的ではあるが、運動をしなくても、たんぱく質をとることで筋肉量は増やすことができ、「たんぱく質をとることは体づくりにとって意味がある」ことを明らかにした（Nutr Rev.2020;79(1):66-75.）。

こうした取り組みは着実に市場を変えつつある。現在、たんぱく質に関連する食品市場は拡

大しており、消費者にも「たんぱく質をとろう」が一つのトレンドになってきている。

とはいえ、若い女性にとっての栄養、たんぱく質の大切さを定着させるには、まだ時間がかかる。

「たんぱく質をとることは健康にとって重要であり、無理なくおいしさを担保しつつしっかりとる方法はたくさん存在する。このポイントを変えずに生活の中にたんぱく質が密着するような取り組みを今後も行っていきたい」と考えている。

●お話を伺ったのは……
明治　研究本部 研究戦略統括部 研究戦略部部長の河端恵子さん
同社　マーケティング本部の江口和延さん

ロート製薬

社員の健康を応援する「健康経営」を土台に、女性に寄り添う商品を開発。危機感を共有し共に学ぶ業界の勉強会を組織。プロジェクトで得た情報も活用

世の中が健康経営に着目するずっと前から、社員の健康増進をモットーの一つとしてきたロート製薬。女性社員が約6割を占めるため、女性がその性特有の不調を解消するための支援や、妊娠出産を希望する人がそれを叶え、出産後も働き続けられる会社を目指した取り組みなどにも力を入れてきた。例えば、乳がん・子宮頸がん検診のほか、隠れ貧血を見つける「血清フェリチン検査」も希望者は無料で受けられるようにするなどの施策だ

結婚・出産などライフステージが変わったときに使える会社の制度やその使い方について紹介する小冊子「女性のハッピーワークBOOK」を作成し、男女を問わず社員全員に配布したのは、女性の体の変化について男性にも知ってもらうことが重要との判断からだった。実際、男性社員からは「『女性がここまで大変だったとは知らなかった』『教えてくれてありがとう』などの声が寄せられ、好評だった」という。

こうした取り組みの積み重ねで、出産後の育児休暇取得者の復職率はほぼ100%という。

「ヘルシー・マザリング・プロジェクト」のテーマである女性の低栄養と妊娠についての問題

意識も、社員に必要な施策を検討する中で培われていた。プロジェクトと出合ったのはそんな時期だった。「それまで自社で積極的に行ってきた女性と子どもの健康のための取り組みと思いが、『ヘルシー・マザリング・プロジェクト』の趣旨と一致し、共感するところがあった」という。

女性社員への健康支援策から発想・開発した「手軽に栄養不足を補える食品」

同社は女性社員の健康増進施策のテーマの一つとして、栄養不足をいかに補ってもらうかに取り組んでいる。

そのなかで、鉄分不足による貧血が、不定愁訴や妊娠、仕事の生産性にも大きく影響するという識者からの指摘を手がかりに、着目したのが「鉄分」の補給という課題だった。そこで健康経営の施策として、貧血改善のための学びの場や、ヘモグロビン値の測定で自分の貧血の程度を知る機会を作り、「体質改善28Day'sチャレンジ」プログラムを実施して社員の鉄分不足対策と不定愁訴改善行動を促した。

その際、忙しくても鉄を気軽に、おいしく補給できる食品として開発したのが、一口タイプのゼリー「ジェリー&ミー　鉄分ブラッドオレンジ」だ。これは、一口で1日の鉄の不足分の3㎎を補える手軽さが特徴で、社内でも社員が食べられるようにしている。

オーガニックのひよこ豆とレンズ豆からできたスープ「ダルーラ」も女性に不足しがちな栄

鉄、葉酸、食物繊維など女性に不足しがちな栄養を豊富に含むオーガニック豆のパウチスープ「ダルーラ」。一口サイズのジェリーで1日不足分の3mgの鉄がとれる「ジェリー＆ミー　鉄分ブラッドオレンジ」。たんぱく質、食物繊維、カルシウムなど8種類の栄養が補える植物性プロテイン「propo」。これらは女性社員の健康に対する想いから生まれた。

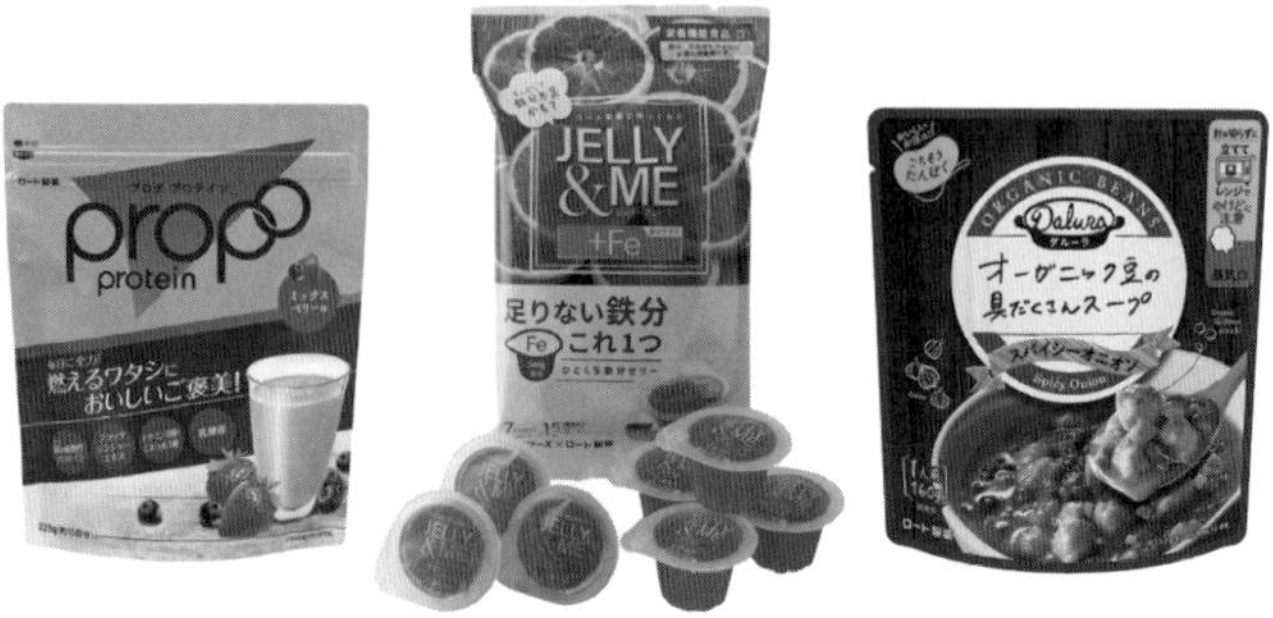

養が手軽にとれる製品として開発された。ひよこ豆やレンズ豆は、たんぱく質、葉酸、鉄分、食物繊維などを豊富に含む食材の一つ。封は切らずにレンジで温められるパッケージにし、具だくさんで栄養価の高い1品を、忙しい女性たちが、食事の献立に手軽に加えられるようにした。

プロテインパウダーの「ｐｒｏｐｏ（プロポ）」も、たんぱく質に、女性に不足しがちな鉄、カルシウム、マグネシウムのミネラルを加え、8種類のビタミンと乳酸菌もプラス。従来、運動シーンに限定され、男性ユーザーが一般的だったプロテイン市場に、女性向けのプロテインで参入した。

女性の健康課題の解決視点で商品を開発しながら課題としていたのが、栄養不足の問題についての情報発信だった。「女性の低栄養や、やせから発生する問題についてはとても重要な問題で、広く知らせる必要があるが、どう伝えるかがとても難しい。これから妊娠しようとする女性、その前の世代の女性、女性のまわりにいる人たち、企業など、相手によって伝え方を工夫し、正しい情報を伝えていきたいけれど、一民間企業がそれを発信するのはとても難しいと感じていた」という。

「メディア企業と一緒に行うプロジェクトならば、より公平な立場で、情報発信ができるのではないか、公平な情報として相手にも受け取ってもらえるのではないかと思った」というのがプロジェクトに参加した理由だ。

ドラッグストアなどで働く女性たちとのコミュニティづくり

一方、業界内ではドラッグストアや薬局などに声をかけ、「女性のやせや妊娠と低栄養」に対する危機感をはじめとする女性特有の健康課題を共有し、自分たちに何ができるかを模索しようとする勉強会を行っている。2018年に立ち上げた「ウイメンズヘルスラボ」がそれで、古くから付き合いのある小売業・卸売業の20～40代の女性リーダーたちが参加し、識者などを招いての勉強会や、顧客に対する情報発信の方法などをディスカッションしている。

「ヘルシー・マザリング・プロジェクトの研究会では、医師や専門家から新しい知見が学べる。そこで得た情報や知識なども生かしながら、自社のネットワークでも発信している」。最終的には、ドラッグストアや薬局のスタッフが正しい知識や情報を得て考え、また、「若い女性やこれから妊娠を希望する人たちが、情報が欲しい、自分の栄養状態を知りたいというときに、気軽に相談できる場所が増えたら、というのが目標」だ。

●お話を伺ったのは……
ロート製薬　広報・CSV推進部の小川未紗さん

取材にご協力をいただいたエキスパート（50音順）

有田 誠（ありた・まこと）さん
慶應義塾大学 薬学部・薬学研究科 代謝生理化学講座 教授

東京大学薬学部卒業。理化学研究所生命医科学研究センターメタボローム研究チームチームリーダー。脂質やその代謝物を解析するシステムを確立、その生理機能を分子レベルで解明する。

伊藤明子（いとう・みつこ）さん
赤坂ファミリークリニック（東京都港区）院長

小児科医。公衆衛生の専門医として、一般診療に加え、栄養・食事療法、ストレス管理などを行う。東京大学大学院医学系研究科公衆衛生学／健康医療政策学教室客員研究員。

井上 亮（いのうえ・りょう）さん
摂南大学 農学部応用生物科学科 動物機能科学研究室 教授

京都府立大学大学院農学研究科博士後期課程修了、農学博士。英国国立ローウェット研究所腸管免疫研究室、などを経て現職。腸管機能（免疫）、腸内細菌叢を主な研究テーマとする。

上西一弘（うえにし・かずひろ）さん
女子栄養大学 栄養生理学研究室 教授

徳島大学大学院栄養学研究科修士課程修了。管理栄養士、博士（栄養学）。乳業メーカーの研究所勤務を経て、女子栄養大学助手、2006年より現職。専門は栄養生理学、ヒトを対象としたカルシウムの吸収・利用。

太田邦明（おおた・くにあき）さん
東邦大学 医学部産科婦人科学講座 准教授

東邦大学大学院修了。ロザリンドフランクリン医科大学産婦人科助教、慶應義塾大学医学部産婦人科学教室助教などを経て、現職。専門は生殖医学、女性医学。

岡田 定（おかだ・さだむ）さん
西崎クリニック（東京都中央区）院長

前・聖路加国際病院血液内科・人間ドック科部長。2020年より現職。血液内科の臨床に長年携わり、研修医向けの血液診療の本などを多数上梓。著書に『どんな薬よりも効果のある治療法』（主婦の友社）。

木村郁夫（きむら・いくお）さん
京都大学大学院 生命科学研究科 生体システム学分野 教授

東京農工大学大学院農学研究院代謝機能制御学（クロスアポイントメント）教授。京都大学大学院薬学研究科博士課程修了。米カリフォルニア大学サンディエゴ校客員研究員などを経て現職。全身にある短鎖脂肪酸やケトン体、脂質の受容体の探索と、受容体を介した生理機能の解析などが専門。

黒田恵司(くろだ・けいじ)さん
杉山産婦人科新宿(東京都新宿区)難治性不妊診療部長

順天堂大学産婦人科学講座准教授などを経て、2018年より現職。順天堂大学非常勤講師兼任。専門は不妊症、不育症、内視鏡手術。反復着床障害・習慣流産とビタミンDの研究などを行う。

児玉浩子(こだま・ひろこ)さん
帝京平成大学大学院 特任教授

大阪大学医学部卒業。帝京大学小児科教授、帝京平成大学健康メディカル学部健康栄養学科学科長・教授を経て現職。専門は小児栄養・代謝・内分泌、微量元素の代謝・栄養。日本臨床栄養学会「亜鉛欠乏症の診療指針2018」の作成に携わる。

駒井三千夫(こまい・みちお)さん
東北大学 名誉教授

東北大学大学院農学研究科単位修得退学。東北大学大学院農学研究科教授などを経て2019年より現職(大学院農学研究科・学術研究員)。専門は栄養学、ビタミン学、味覚生理学。亜鉛欠乏による味覚障害に詳しい。

佐藤雄一(さとう・ゆういち)さん
産科婦人科舘《たて》出《で》張《ばり》佐藤病院(群馬県高崎市) 院長

順天堂大学大学院修了。2014年より現職。専門は内視鏡手術、不妊治療。妊活中の女性やカップルに対するプレコンセプションケアに力を入れ、著書に『今日から始めるプレコンセプションケア』(ウィズメディカル)がある。

ジョージ・E・チャヴァロさん
米国ハーバード大学 公衆衛生大学院栄養疫学 准教授

ハーバード大学大学院博士課程修了(栄養疫学)。ハーバード大学附属ブリガム・アンド・ウィメンズ病院疫学研究者、ハーバード・メディカルスクール准教授。米国の大規模疫学研究「第2次看護師健康調査(NHS2)」「EARTH研究」を実施し、栄養疫学の観点から病気や不妊の要因研究を行う。『妊娠しやすい食生活 ハーバード大学調査に基づく妊娠に近づく自然な方法』(日本経済新聞出版社:原著『The Fertility Diet』)の著書の一人。

田中 清(たなか・きよし)さん
神戸学院大学 栄養学部 教授

甲子園大学教授、京都女子大学家政学部教授などを経て、2018年より現職。内分泌内科医。専門はビタミン不足と骨粗しょう症。『日本人の食事摂取基準(2020年版)』策定に携わる。

田中茂穂(たなか・しげほ)さん
女子栄養大学 栄養学部 教授

東京大学大学院修了。国立健康・栄養研究所エネルギー代謝研究室長、同研究所栄養・代謝研究部長などを経て、2020年4月より現職。専門はエネルギー代謝など。『動いてやせる!消費カロリー事典』(成美堂出版)などを監修。

田村好史（たむら・よしふみ）さん
順天堂大学大学院 医学研究科代謝内分泌内科学 スポーツ医学・スポートロジー 先任准教授

同大学国際教養学部グローバルヘルスサービス領域教授。1997年順天堂大学医学部卒業。2017年から同大学国際教養学部グローバルヘルスサービス領域教授、2020年から現職。専門は糖尿病、インスリン抵抗性、異所性脂肪、肥満、糖尿病の運動療法など。

土屋賢治（つちや・けんじ）さん
浜松医科大学 子どものこころの発達研究センター 特任教授

東北大学医学部卒業後、東京医科歯科大学神経精神医学講座などを経て、デンマーク・オーフス大学研究員。浜松医科大学精神神経医学講座、同大学子どものこころの発達研究センター、2009年から大阪大学大学院連合小児発達学研究科を兼務。16年より現職。専門は精神医学、発達障害、自閉症など。子どもの精神医学とDOHaDにも詳しい。

西 大輔（にし・だいすけ）さん
東京大学大学院 医学系研究科 精神保健学分野 准教授

九州大学医学部卒業。九州大学附属病院、国立精神・神経医療研究センター精神保健研究所室長などを経て2018年より現職。うつ病や不安障害などの予防に貢献できる研究に取り組む。

能瀬さやか（のせ・さやか）さん
東京大学医学部附属病院 女性診療科・産科 医師

北里大学医学部卒業。2006年東京大学医学部産婦人科学教室入局後、国立スポーツ科学センターなどを経て、2017年2月より現職。国立大学では日本で初めての「女性アスリート外来」に開設から携わる。

福岡秀興（ふくおか・ひでおき）さん
福島県立医科大学 特任教授／日本DOHaD学会理事長

東京大学医学部卒業。産婦人科医。米国ワシントン大学医学部薬理学教室リサーチアソシエイト、ロックフェラー財団生殖生理学特別研究生、東京大学大学院医学系研究科（発達医科学）助教授、早稲田大学胎生期エピジェネティック制御研究所教授、早稲田大学総合研究機構研究院教授などを経て、現職。千葉大学客員教授も務める。

藤田 聡（ふじた・さとし）さん
立命館大学 スポーツ健康科学部 教授

運動生理学の専門家として、運動刺激と栄養摂取による骨格筋たんぱく質代謝応答の研究を行う。監修書に『筋肉がつく！やせる！タンパク質データBOOK』（朝日新聞出版）など。

細川モモ（ほそかわ・もも）さん
予防医療・栄養コンサルタント/一般社団法人ラブテリ代表理事

東京とNY在住の医師・栄養士・料理研究家による予防医療プロジェクト「ラブテリ トーキョー＆ニューヨーク」を発足。米国で最新の栄養学を学び、International Nutrition Supplement Adviserの資格を取得。三菱地所と共同で行った「まるのうち保健室」のほか、名古屋、大阪、札幌、京都でも同様の保健室を展開。母子健康をテーマに共同研究・実態調査・啓発活動などを行い、学会・論文発表を行う。著書多数。

本田由佳（ほんだ・ゆか）さん

慶應義塾大学大学院 政策・メディア研究科 特任准教授

博士（医学）。順天堂大学スポーツ健康科学部卒業。健康計測器メーカー勤務・東京大学大学院の研究生などを経て、女性の体組成・体温と生活習慣、女性の包括的健康支援の政策研究、基礎体温記録手帳の開発・研究などに携わる。慶應義塾大学SFC研究所 健康情報コンソーシアム上席所員、産科婦人科舘出張佐藤病院の研究コーディネーター。

宮地元彦（みやち・もとひこ）さん

医薬基盤・健康・栄養研究所

国立健康・栄養研究所 身体活動研究部 部長／栄養・代謝研究部 部長

早稲田大学スポーツ科学学術院教授。鹿屋体育大学体育スポーツ課程卒業後、同大大学院修了。2017年より現職。厚生労働省の「エクササイズガイド」「健康日本21（第2次）」の策定にも関わる。研究テーマは健康づくりのための身体活動。編著に『「臨床栄養」別冊 はじめてとりくむ身体活動支援 メタボ・フレイル時代の栄養と運動』（医歯薬出版）など。

森崎菜穂（もりさき・なほ）さん

国立成育医療研究センター 社会医学研究部 部長

2007年東京大学医学部卒業。12年ハーバード公衆衛生大学院公衆衛生学修士号取得。医学博士。東京大学医学部附属病院、東京都立墨東病院、東京都立小児総合医療センターにて小児科・新生児科医師として勤務後、現職。

山本佳奈（やまもと・かな）さん

医療ガバナンス研究所 研究員／ナビタスクリニック（東京都立川市・新宿区）内科医

内科医。1989年滋賀県生まれ。2015年滋賀医科大学卒業。南相馬市立総合病院（福島県南相馬市）勤務を経て、現在に至る。東京大学大学院医学系研究科博士課程在学中。著書に『貧血大国・日本——放置されてきた国民病の原因と対策』（光文社新書）がある。

米井嘉一（よねい・よしかず）さん

同志社大学大学院 生命医科学研究科 教授

慶應義塾大学大学院医学研究科博士課程修了。2005年より日本初の抗加齢医学講座、同志社大学アンチエイジングリサーチセンター教授。08年より同大学院生命医科学研究科教授と兼務。一般財団法人医食同源生薬研究財団理事長。日本抗加齢医学会理事。

【初出一覧】
『日経doors』(連載:カラダと栄養の大切なはなし　ヘルシー・マザリングPRESS)
2018年10月1日、10月12日、10月18日、10月31日、11月15日、12月7日、12月25日、2019年7月8日
『日経ヘルス』(連載:女性のカラダと栄養基礎講座)2019年4月号、6月号、8月号、10月号、12月号、
2020年2月号、4月号、6月号、8月号、10月号、12月号
『日経Gooday』2020年2月20日、8月20日、2021年5月13日
『Beyond Health』2020年7月28日、2021年4月14日

【取材・文】
黒住紗織、佐田節子、福島安紀、降旗正子、堀田恵美、村山真由美、茂木奈穂子、柳本操(50音順)

本書は、上記掲載記事に加筆・訂正し、新たな書き下ろしを加えて再編集したものです。

情報は断りがあるものを除き、2021年8月時点のものです。

やせれば本当に幸せになれるの？
「シンデレラ体重」が危ない

2021年10月4日　初版第1刷発行

編著者　黒住紗織／日経ＢＰ 総合研究所（ヘルシー・マザリング・プロジェクト）
発行者　藤井省吾
発　行　日経ＢＰ
発　売　日経ＢＰマーケティング
〒105-8308　東京都港区虎ノ門4-3-12

編集　降旗正子（Paradise Lost）
装丁デザイン　小口翔平＋奈良岡菜摘（tobufune）
本文デザイン・図版・DTP　田中俊輔（PAGES）
印刷・製本　図書印刷株式会社

ISBN978-4-296-11008-7